ESSAI

SUR LA

PATHOGÉNIE DU DÉLIRE

CHEZ LES BRIGHTIQUES

PAR

Le Dr A. ROUDAIRE

Ancien Externe des Hôpitaux.

LYON

A. REY & Cie, IMPRIMEURS-ÉDITEURS DE L'UNIVERSITÉ

4, RUE GENTIL, 4

1902

ESSAI

SUR

LA PATHOGÉNIE DU DÉLIRE

CHEZ LES BRIGHTIQUES

ESSAI

SUR LA

PATHOGÉNIE DU DÉLIRE

CHEZ LES BRIGHTIQUES

PAR

Le Dr A. ROUDAIRE

Ancien Externe des Hôpitaux.

LYON

A. REY & Cie, IMPRIMEURS-ÉDITEURS DE L'UNIVERSITÉ

4, RUE GENTIL, 4

1902

AVANT-PROPOS

Au moment de terminer nos études, il nous reste un devoir à remplir, celui de témoigner notre gratitude envers nos maîtres, MM. Rollet et Nové-Josserand, chirurgiens des Hôpitaux ; Commandeur, accoucheur; Devic et Roque, médecins des Hôpitaux. Ils nous ont donné avec un peu de leur science, des exemples de dévouement dont nous nous souviendrons.

M. Roque a bien voulu nous indiquer ce sujet de thèse et nous aider de son expérience. Il nous a prodigué ses conseils et dirigé dans notre tâche. Il a donc doublement droit à notre reconnaissance.

M. le Dr Leclerc, médecin des Hôpitaux, a bien voulu mettre à notre disposition les malades de son service qui nous intéressaient, M. le Dr Cade, sa haute compétence des travaux de laboratoire; nous les remercions bien sincèrement.

M. le professeur Teissier nous fait en acceptant de présider cette thèse, un honneur auquel nous sommes très sensible ; qu'il veuille bien agréer l'expression de notre profonde reconnaissance.

ESSAI

SUR

LA PATHOGÉNIE DU DÉLIRE

CHEZ LES BRIGHTIQUES

CHAPITRE PREMIER

INTRODUCTION

Depuis les travaux de Bouchard, on sait que l'urémie est un empoisonnement lié à l'imperméabitité rénale : «C'est une intoxication complexe à laquelle contribuent, dans des proportions inégales, les poisons introduits normalement ou fabriqués physiologiquement dans l'organisme, lorsque la quantité de poisons fabriqués en vingt-quatre heures ne peut plus être éliminée par le rein devenu imperméable.

Ces poisons sont nombreux, quelques uns ont été isolés par Bouchard : c'est ainsi qu'il a séparé une substance hypothermisante, une substance narcotique ou comateuse, deux substances convulsivantes, une substance sialogène, une substance capable de produire le myosis, et l'urée qui est diurétique. Il est incontestable que la rétention dans le sang de ces substances toxiques, que le rein n'est plus capable d'éliminer, peut expliquer toute une série des formes cliniques de l'urémie, et rendre compte de la plupart des symptômes de cet état morbide. Mais il ne s'en suit pas que tous les symptômes qui s'observent au cours d'une maladie de rein, et qui ne trouvent pas leur explication immédiate dans la lésion de l'organe, doivent être fatalement attribués à l'intoxication. Nous laissons de côté l'urémie gastro-intestinale et dyspnéique, pour ne nous occuper que de l'urémie cérébrale, elle comporte trois formes classiques : convulsivante, comateuse, délirante. Nous avons vu que Bouchard avait isolé dans les urines des substances capables de reproduire le coma et les convulsions. Avec des injections de sérum sanguin d'urémiques comateux ou d'éclamptiques on a pu reproduire le coma ou les convulsions. Nous ne discuterons donc pas l'origine toxique de ces deux premières formes. Mais il n'a pas été isolé jusqu'à ce jour de substances capables de produire le délire. On est donc autorisé à se demander s'il relève bien toujours de cette même origine toxique. S'il a vraiment sa place dans les descriptions classiques de l'urémie cérébrale, s'il est toujours de même nature que les convulsions et le coma.

Déjà la clinique semble donner à cette question une réponse négative. Tandis que le coma et les convulsions ne se voient qu'aux périodes les plus graves du mal de Bright, tandis qu'ils comportent toujours un pronostic de gravité immédiate, tandis qu'ils sont vraiment signes d'une intoxication générale de l'organisme, le délire au contraire s'observe à toutes les phases des néphrites, il ne semble pas les aggraver ; c'est un incident qui peut survenir à un moment quelconque de leur évolution, à leur début comme à leur période terminale, et qui ne paraît pas modifier leur marche ni leur allure.

C'est avant tout ce fait clinique, la bénignité relative du délire au cours du mal de Bright comparée à la gravité constante du coma et des convulsions, c'est ce fait clinique qui nous a conduit à nous demander, si ces trois formes de l'urémie cérébrale relevaient de la même pathogénie.

Vidal, dans sa communication à la Société de médecine des hôpitaux de Paris, sur la fonction du rein dans les néphrites, a démontré que dans les néphrites parenchymateuses, certains phénomènes dits urémiques, peuvent coexister avec une perméabilité normale pour le bleu de méthylène. Il ne conclut pas absolument à l'absence de toute intoxication, car la permébailité rénale varie peut-être avec les différents cas.

Rappelons pourtant que, depuis Bard, on a coutume de considérer que, dans les néphrites parenchymateuses, le rein est un filtre percé qui, non seulement n'a pas perdu sa perméabilité, mais qu'il l'a exagérée et qu'il laisse tout passer, l'albumine comme les poisons.

D'ailleurs pour éviter toute cause d'erreur, Bernard dans sa thèse récente, mesure la perméabilité rénale non seulement par le procédé du bleu de méthylène, mais aussi par la recherche du coefficient urotoxique et par l'analyse chimique des urines. Il contrôle même ses résultats en recherchant la toxicité du sérum sanguin.

Or dans certains cas, conclut-il, l'élimination du

bleu de méthylène, le coefficient urotoxique et le taux de matières extractives sont à peu près normaux, et pourtant il existe des symptômes dits urémiques. Les chiffres sérotoxiques n'expliquent pas non plus ces phénomènes ; il semble donc que dans ces cas il n'y ait pas d'intoxication. Aussi émet-il l'hypothèse que ces accidents seraient peut-être dus à une insuffisance de la secrétion interne du rein, à l'état des autres organes. Les œdèmes seraient la conséquence de ce trouble, et leur localisation sur tel ou tel viscère expliquerait les phénomènes observés.

Merklen admet de même qu'une série d'accident dits urémiques, ne sont pas dus à une intoxication, mais sont tributaires de troubles circulatoires. « Les phénomènes d'ischémie due à l'artério sclérose, la théorie anatomique de l'anémie et de l'œdème ont du vrai pour expliquer certaines formes d'urémie.

Déjà, Bouchard ne considérait pas les œdèmes comme faisant partie de l'urémie proprement dite, aussi d'après sa théorie même, tout symptôme qui se rattacherait à une production œdémateuse ne serait-il pas, à proprement parler, un accident urémique, mais bien plutôt un accident pseudo-urémique, ne relevant pas d'une intoxication.

Cette question des œdèmes dans le mal de Bright a donné lieu ces temps derniers à bien des théories.

Theaulon admet que ces œdèmes sont d'origine dyscrasique. C'est un trouble nutritif d'origine microbienne ou toxique, qui provoque la concentration de la lymphe et par osmose amène le passage dans les tissus des liquides du sang.

Merklen croit qu'il suffit pour expliquer ces œdèmes d'invoquer un trouble circulatoire du à l'asthénie cardio-vasculaire.

Bernard insiste sur ce fait que l'œdème est absent du syndrome d'imperméabilité rénale et prédominant dans les néphrites épithéliales où les fonctions excrétrices sont conservées. Il en fait la conséquence d'une insuffisance de la fonction interne du rein par un mécanisme ignoré.

Nous aurons tendance à nous rallier aux conceptions de Theaulon et de Bernard, et nous admettons que l'œdème brightique n'est pas un simple trouble circulatoire comme l'œdème cardiaque, qu'il est l'indice d'une dyscrasie sanguine ou lymphatique [1].

Mais il n'en est pas moins vrai qu'alors même qu'il y aurait un trouble dyscrasique présidant à la production de l'œdème, celui-ci ne peut être envisagé comme un accident urémique, aussi mérite-t-il plutôt l'appellation d'accident pseudo-urémique.

L'origine toxique du délire chez les brightiques n'étant pas démontré expérimentalement et l'évolution clinique du délire au cours des néphrites, protestant

[1] Non seulement nous croyons que les œdèmes, dans les néphrites, reconnaissent le plus souvent comme cause originelle une dyscrasie sanguine, quelle que soit sa nature. Mais nous croyons aussi que cette dyscrasie temporaire, accidentelle, qui explique l'apparition de l'œdème, explique aussi ces augmentations parallèles du taux de l'albumine dans les urines, chez des malades qui depuis longtemps avaient, du fait de leur lésion rénale, un taux fixe d'albumine et qui voient survenir de brusques augmentations, en même temps qu'apparaissent les œdèmes et une série d'accidents pseudo-urémiques.

contre l'idée d'une intoxication générale, nous nous demandons si ces accidents cérébraux éphémères ne peuvent être dus à des poussées d'œdème cérébral.

Devant la fréquence de l'œdème cérébral au cours des néphrites, Traube qui le trouvait dans presque toutes les autopsies de brightiques voulait en faire la cause primordiale de toutes les formes d'urémie. C'est une théorie aujourd'hui oubliée et que nous n'avons pas l'intention de reprendre.

Mais nous nous demandons si ces poussées d'œdème cérébral, fréquent au cours des néphrites, à une période quelconque de leur évolution et restant latente chez l'immense majorité des brightiques, ne sont pas capables de produire le délire chez certains d'entres-eux, chez ceux qui ont une tare cérébrale héréditaire ou acquise et qui sont de ce fait des prédisposés.

Telle est la question que nous nous proposons d'étudier et dont nous allons chercher la réponse.

CHAPITRE II

HISTORIQUE

Cette question, d'autres l'ont posée avant nous. Depuis longtemps on avait remarqué la relation existant entre le délire et les affections du rein, néphrites aiguëes et chroniques, intestitielles ou parenchymateuses. On avait vu le délire accompagner les autres manifestations urémiques, coma, convulsions, mais quelquefois aussi apparaître à une période quelconque de la maladie, dont il était pour ainsi dire le symptôme prédominant. C'est ce que Dieulafoy appelait la folie brigthique. Quelques auteurs se sont bornés à faire remarquer la relation existant entre la néphrite et les troubles psychiques. D'autres ont donné une explication de ces symptômes. Nous allons énumérer les principales théories émises jusqu'à nos jours.

Lasègue, dans son article sur les accidents cérébraux du mal de Bright, consacre quelques mots au délire. « Il ne faut pas, dit-il, se hâter d'attribuer le délire à une intoxication urémique dans tous les cas où on le voit se manifester. Il faut chercher avec soin s'il n'existe aucune cause qui ne puisse le produire, alcoolisme, affection aiguë, intercurrente.

Aran, au contraire, prétend que le délire ne se produit que lorsque le rein a cessé de fonctionner.

Hagen l'attribue à une insuffisance de dépuration urinaire.

Samuel Vilks n'ose parler d'intoxication ; pour Charcot, il se produirait chez les malades qui ne présentent pas d'hydropisie.

Raymond, en 1882, publie plusieurs observations de délire lié à des affections rénales et conclut, ne trouvant aucune cause de délire, « qu'il faut rapporter cet état à une affection rénale et plus certainement à une intoxication urémique ».

Quant au rôle de la prédisposition dans le délire, il n'a pu le déterminer.

En 1890, le même auteur fait à la Société médicale des Hôpitaux de Paris une communication sur les relations de l'albuminurie avec les psychoses, et il se place à un double point de vue :

A « L'albuminurie dans l'affection mentale est un symptôme placé sous la dépendance des centres nerveux. C'est une albuminerie semblable à celle produite par les expériences de Claude Bernard. »

B « Au cours d'une affection mentale bien caractérisée ou de troubles psychiques fortuits. L'albuminerie conséquence d'une lésion du filtre rénal, peut-être signe d'une intoxication autochtone, qui, chez un sujet prédisposé, a été la cause occasionnelle de désordres psychiques, ou une cause d'aggravation d'une psychose en cours d'évolution. » En un mot, « c'est à l'intoxication due à l'imperméabilité rénale qu'est dû le délire comme les autres symptômes urémiques ».

En 1883, dans sa thèse sur l'urémie délirante, un élève de M. Pierret, Bouvat, fait intervenir l'œdème comme une des causes du délire. Etant donné la multiplicité de formes qu'il présente, il croit qu'on doit lui assigner plusieurs origines. Ce sont l'intoxication et l'œdème, agissant tantôt séparément, tantôt tous les deux en même temps, l'un quelquefois au détriment de l'autre. Ce sont deux causes qui ne s'excluent pas. L'œdème est dû à l'intoxication, le sérum de cet œdème tient en dissolution une substance toxique et maintient les éléments nerveux en état d'intoxication constante. A ces deux facteurs, il faut en ajouter un troisième, la prédisposition. Chaque cerveau réagit à sa façon et le délire ne peut être toujours le même.

Dans son mémoire sur l'urémie délirante et la folie brightique, Dieulafoy sans nier l'influence de la prédisposition, ni de l'œdème, attribue l'état mental à une intoxication relevant de l'insuffisance rénale.

Désormais, c'est la théorie de l'intoxication qui triomphe, Rebail dans sa thèse sur l'insuffisance rénale, Bressaud et Gamy dans la *Gazette hebdomadaire de médecine el de chirurgie* adoptent cette opinion. Comme le coma et les convulsions, le délire est une manifestation urémique.

Dans une nouvelle thèse sur l'urémie délirante (Paris 1891-1892.) Florant adopte également cette théorie, tout en réservant une large part à la prédisposition, car dit-il, « s'il semble certain que, dans certains cas le poison urémique suffise à lui seul pour engendrer les troubles psychiques, le plus souvent il y a délire ou folie, parce que du fait, soit d'une prédisposition nerveuse commune, soit d'une prédisposition vésanique, le cerveau se trouve constituer un lieu de moindre résistance.

En un mot, pour expliquer le délire, les différents auteurs qui se sont occupés de la question, ont invoqué deux choses, l'œdème et l'intoxication agissant le plus souvent sur des prédisposés. Les uns n'admettent qu'une de ces deux causes, d'autres comme Bouvat les admettent toutes les deux. Faut-il se ranger à cette opinion ou n'admettre qu'une seule cause. Et si nous attribuons le délire à cette double origine, à laquelle assignerons-nous le principal rôle! quel sera celui de la prédisposition? L'étude des caractères de ce délire, et celle de la prédisposition présentée par les malades, la recherche du coefficient urotoxique mesurant la perméabilité rénale, et enfin l'état du cerveau chez les délirants qui ont succombé, nous permettront peut-être de répondre à ces questions.

CHAPITRE III

DES CARACTÈRES DU DÉLIRE URÉMIQUE COMPARÉS A CEUX DES AUTRES DÉLIRES TOXIQUES

Les poisons ou médicaments produisent, nous le, savons un délire toujours le même et de physionomie constante. Ainsi les troubles psychiques de l'alcoolisme revêtent des caractères spéciaux. Que la forme soit maniaque ou mélancolique, aiguë, subaiguë, ou suraiguë, ils ne manquent presque jamais ; c'est « un état de rêve éveillé faisant suite au rêve endormi de la nuit », ce sont des hallucinations de la vue et de l'ouïe, le plus souvent terrifiantes. Le malade se croit environné d'animaux féroces et dégoûtants. Des idées de persécution semblent être la conséquence de ses visions, des paroles qu'il croit entendre. Ces animaux, ce sont ses ennemis qui les déchainent contre lui, on se moque de lui, on l'accuse de fautes qu'il n'a pas commises, on le surveille, etc. Et, naturellement, voulant en finir avec tous ces ennuis, l'alcoolique songe parfois au suicide. Pourtant, on peut par instant l'arracher à ses contemplations, à ses préoccupations, à son rêve et le ramener à la réalité.

Plus nets encore sont les caractères du délire dans

l'intoxication par la belladone, les troubles psychiques constituent un symptôme important de l'empoisonnement par cette solanée. Leur origine est plus sûrement toxique que celle du délire alcoolique, où certaines lésions de l'organisme, du foie, par exemple, peuvent jouer un rôle. Là, encore les hallucinations visuelles dominent et elles sont terrifiantes. Le malade assiste à des incendies, à des scènes de carnage. Il est loquace, crie, hurle, se livre aux mouvements les plus désordonnés, il semble en proie à un accès de manie aiguë.

D'autres poisons du système nerveux sont également capables de produire des phénomènes délirants très spéciaux. La cocaïne, par exemple. Quoi de plus caractéristique, en effet, que ces hallucinations tactiles, auditives, visuelles d'un malade, qui croit sentir sous sa peau des vers, des fourmis, qui se sent arrosé d'eau froide ou chaude, qui entend des injures qu'on lui adresse, et s'illusionne jusqu'à prendre pour des animalcules les scotomes qu'il a dans le champ visuel. L'interprétation qu'il en donne n'est pas moins typique. C'est une personne bien connue qui le persécute, et, parfois il se porte contre elle à des actes de violence.

Nous pourrions ainsi multiplier les exemples, et tous viendraient prouver que tout délire toxique a sa physionomie spéciale, son type bien défini, mais cela nous entraînerait un peu loin. Nous allons donc examiner si les troubles psychiques du brightisme et de l'urémie présentent également des caractères spéciaux, et quels sont ces caractères. Sont-ce les hallucinations, elles sont fréquentes, mais manquent souvent. Nous ne les trouvons que dans huit de nos observations (I, II, III,

VI, VIII, IX, X, XXIII), c'est-à-dire à peine dans la moitié des cas, et elles n'ont rien de caractéristique. Ce sont des visions (Obs. I) qui terrifient les malades, des injures, des moqueries qu'ils croient entendre (Obs. II, III), des visiteurs qu'une dame se figure recevoir dans son salon auxquels elle parle et qui lui répondent (Obs. VI). C'est un menuisier qui se croit devant son établi (Obs. IX). Un employé de commerce qui voit manœuvrer des escadrons de cuirassiers sur un toit voisin, adresse des ordres à son cocher, console une jeune fille malheureuse (Obs. X). Des animaux, un chameau, un éléphant viennent parfois troubler la quiétude d'un autre malade (Obs. VIII).

Les idées délirantes ne présentent, elles, rien de bien typique. Nous avons observé des persécutés (Obs. II, III, XVI, XVII), des lypémaniaques, des hypocondriaques (Obs. V, XVI) qui songent au suicide. Chez une malade le délire a revêtu la forme érotique et religieuse (Obs. VI). Les troubles psychiques se bornent parfois à une loquacité à une gaieté anormale avec incohérence des idées et affaiblissement intellectuel (Obs. XIII, VIII), à un accès de manie aiguë avec cris, vocifération, agitation bruyante (Obs. I, III, XI, XVIII). Enfin, ce qui semble dominer dans certains cas c'est l'absence de toute activité physique et intellectuelle. Les malades semblent vivre d'une vie presque végétative. Ils sont immobiles, le regard fixe, le visage sans expression, répondant à peine aux questions qu'on leur pose, ignorant leur nom, leur adresse et parfois même où ils se trouvent (Obs. IV, XV). Ces troubles s'accompagnent parfois de délire d'inanition (Obs. VII).

On a vu une malade présenter successivement toutes les formes de l'aliénation mentale (Obs. XXIII).

Dans les actes, on constate la même absence de caractères spécifiques. A côté de malades agités, prêts aux actes les plus extravagants (Obs. XII). D'autres sont plongés dans l'immobilité la plus absolue (Obs. XV, VII, XII, XVIII, XXIII). Entre les deux on trouve tous les intermédiaires. Certains malades se promènent à travers la salle sans bien se rendre compte de ce qui se passe autour d'eux (Obs. IV). Beaucoup conforment leurs actes à leurs idées et à leurs hallucinations (Obs. I, VI, X, XVII).

Nous ne trouvons donc rien qui puisse servir à caractériser le délire brightique, rien qui permette de le reconnaitre comme on reconnaît celui de l'alcool, et surtout de la belladone et de la cocaïne. Sous l'influence de la néphrite, chaque cerveau semble réagir à sa façon et, comme le dit Bouvat, la prédisposition imprime à la forme du délire un cachet spécial. C'est donc à elle qu'il faudra demander la raison de cette multiplicité de formes qu'offrent les troubles psychiques que nous étudions.

CHAPITRE IV

DE LA PRÉDISPOSITION DANS LE DÉLIRE URÉMIQUE

Aucun auteur ne nie l'importance de la prédisposition dans le délire urémique. Nous savons ce que pensaient Lassègue, Bouvat, Dieulafoy, Florent. En 1897, dans un mémoire du *Progrès médical*, M. le professeur Pierret insistait encore sur le rôle que jouent dans l'urémie les lésions cérébrales antérieures.

Chez certains malades, il est vrai, on n'a trouvé ni antécédents personnels, ni antécédents nerveux héréditaires. En faut-il conclure qu'ils n'existent pas toujours. Les malades et les familles les dissimulent parfois avec beaucoup de soin. Certaines manifestations très atténuées de névropathie peuvent passer inaperçues. Ici les faits positifs prouvent donc beaucoup et les faits négatifs bien peu. Nous pouvons dire que chez tous les malades où nous avons recherché soigneusement la prédisposition nous l'avons retrouvée. De nombreuses observations analogues aux nôtres, montrent que les cas que nous avons publiés ne sont pas isolés, nous reproduirons quelques-unes de ces observations.

Parmi les antécédents nerveux sur lesquels nous

appelons l'attention, l'éthylisme est noté trois fois. Nos trois malades ont présenté un délire semblable à celui de l'alcoolisme (Obs. I, II, III). Tous ont eu des hallucinations, visuelles ou auditives. L'un d'eux était épouvanté par des visions terrifiantes. Les deux autres très préoccupés de leur état se croyaient en but à des calomnies et à des injures (Obs. II, III); ils présentaient des idées de persécution, et des tendances au suicide, très nettes dans le troisième cas.

Ces troubles psychiques coïncidaient avec des signes de néphrite très accusés. Œdème plus ou moins marqué. Albuminurie, gros cœur, hypertension, cylindres dans les urines. Petits signes de brightisme, deux d'entre eux virent leur délire disparaître avec les œdèmes et les autres symptômes. Le troisième mourut en proie à une dyspnée intense et à un délire des plus violents.

L'alcoolisme se retrouve également dans les antécédents héréditaires de nos malades. Une fille d'alcoolique ayant déliré, très nerveuse elle-même, présenta il y a une dizaine d'années un accès de manie puerpérale. En novembre 1901, des troubles psychiques analogues aux premiers reparurent à l'occasion d'une néphrite ; elle guérit (Obs. IV).

La manie puerpérale est notée dans les antécédents de deux autres malades. L'une d'elles, fille de mère lypémaniaque qui se suicida, présenta à deux reprises différentes des idées hypocondriaques avec tendance au suicide. La première fois à l'époque d'un accouchement, la seconde fois à propos d'une néphrite (Obs. V).

Deux accès de manie puerpérale avaient accompagné les couches de la troisième malade. Elle présenta au moment de la crise d'urémie délirante, un changement total de sentiments à l'égard de son mari. Il en a été de même lors de sa première attaque de manie. On a noté du nervosisme chez le père de la malade (Obs. VI).

Dans ces trois cas les antécédents héréditaires et personnels sont très nets. Les troubles psychiques dus à la néphrite ont présenté une grande analogie avec les accès de manie puerpérale; une fois le délire a revêtu la forme ancestrale.

Les lésions de l'encéphale jouent également un rôle dans la prédisposition. Deux malades avaient eu des hémorragies cérébrales; l'une, aphasique ancienne, vit son aphasie reparaître sous l'influence de l'urémie; l'autre était hémiplégique. Toutes les deux présentaient des troubles psychiques très différents.

La migraine est signalée dans les observations IX et X. Dans deux cas les malades avaient des hallucinations, parlaient à des êtres imaginaires, étaient agités. Nous nous bornons à remarquer ces points de ressemblance, sans en faire le résultat d'une commune prédisposition.

A l'autopsie du dernier malade (Obs. X) on signale de l'athérome des artères de la base. Dans deux autres observations, l'une de M. Roque (Obs. XI) l'autre de Brissaud (Obs. XII) nous relevons la même lésion. Cet état des vaisseaux semble donc avoir une influence sur la production du délire. Notons chez ces trois malades un état d'agitation assez intense, de la loquacité et une incohérence marquée dans les idées, très nette dans l'observation XIII.

Certaines névroses ont aussi leur importance. La chorée est signalée chez une malade (Obs. XIV). Une autre semble avoir eu vers l'âge de douze ans une hémiplégie probablement d'origine hystérique (Obs. XIII). L'une (Obs. XIII) excessivement loquace présente un affaiblissement intellectuel marqué. Le délire est doux et tranquille dans le second cas (Obs. XIV).

Enfin deux malades (Obs. XVI, XVII) présentent une tendance teute spéciale au délire. L'une d'elles a transmis à un de ses enfants cette faculté de délirer à tout propos (Obs. XVI).

Nous avons retrouvé, dans l'étiologie du délire urémique, des antécédents variables. Alcooliques nerveux vésaniques, etc. On voit l'importance qu'il faut attacher à la prédisposition du malade. Le rein n'est pas seul à jouer un rôle. Mais ce rôle n'est pas non plus sans importance. Sans lui les troubles physiques ne se seraient peut-être jamais produits. Par quelle action sur le cerveau le rein peut-il réveiller des délires endormis. Toutes les affections du rein, mais surtout les néphrites chroniques sont susceptibles de le produire, ainsi que l'ont démontré Bouvat et Florant. Il est plus fréquemment cité dans les formes interstitielles que dans les formes parenchymateuses, mais cela tient sans doute à ce que les premières sont bien plus fréquentes que les secondes. Aussi par elle-même la lésion du rein ne semble pas avoir d'influence directe sur les phénomènes psychiques. Ils sont plutôt la conséquence des troubles causés par cette lésion dans l'organisme. Quels sont ces troubles, voilà la question que nous nous efforcerons d'élucider dans les chapitres qui suivent, traitant de l'imperméabilité rénale et des lésions trouvées à l'autopsie de brightiques délirants.

CHAPITRE V

DE LA PERMÉABILITÉ RÉNALE DANS LE DÉLIRE

L'imperméabilité rénale existe-t-elle toujours dans le délire brigthique. Pour cela, une première question se pose : comment apprécier le degré de perméabilité du rein ? Nous avons laissé de côté les recherches par l'élimination du bleu de méthylène, dont les résultats trop inconstants n'auraient pas donné une base suffisante.

Au moment où la plus grande partie de ces observations ont été prises, la cyroscopie urinaire n'était pas connue. Nous regrettons de ne pas l'avoir employée ; il nous semble que, dans des recherches ultérieures, on devrait s'en servir pour contrôler les résultats obtenus. Le procédé dont nous nous sommes toujours servi est celui de la recherche de la toxicité urinaire, tel qu'il a été établi par Bouchard. Nous avons calculé, pour plusieurs de nos malades, leur coefficient urotoxique, et cherché ses variations pendant le délire et après sa cessation. Nous croyons que c'est encore le meilleur moyen d'apprécier le fonctionnement du rein, surtout si on n'attache pas aux chiffres obtenus une importance trop minutieuse, et si on se contente de voir si la toxicité urinaire est augmentée ou diminuée.

Voici les résultats que nous avons obtenus :

Obs. I. — Malade atteint de délire aigü avec néphrite : Le coefficient recherché au moment de la période délirante est de 0.290.

Un an plus tard, lorsque tout semble rentré dans l'ordre, il est de 0.320.

Il n'y a donc entre ces deux résultats, aucune différence notable, et nous aurions très bien pu en obtenir de semblables en opérant avec une urine quelconque.

Obs. II. — Le coefficient trouvé, lorsque la malade est en proie à ses idées de persécution, est de 0,330.

Après la guérison il est de 0.350. L'écart est tout aussi insignifiant que dans l'observation précédente.

Obs. IV. — Dans cette observation le coefficient urotoxique légèrement élevé est de 0.400 pendant la maladie. et de 0.380 après la guérison, c'est-à-dire très légèrement inférieur au premier. Cette différence a du reste peu d'importance.

Obs. V. — Le coefficient urotoxique est à peu près normal, 0.350.

Obs. XIII. — Le coefficient urotoxique recherché au moment du délire est de 0.500. Après cessation de troubles psychiques,il est de 0.200. L'écart entre les deux résultats est si grand que nous le donnons sans en tirer de conclusions, craignant une erreur possible.

Jamais la recherche du coefficient urotoxique n'a permis de dire que le délire fût produit par une imperméabilité rénale concomitante. Nous avons eu du délire avec des coefficients urotoxiques normaux, et nous en avons vu avec des coefficients urotoxiques faibles.

Mais dans ces derniers cas, le délire cessant, l'hypotoxie urinaire persistait et il ne semblait pas y avoir de relation de cause à effet entre l'un et l'autre phénomènes.

M. Dieulafoy qui admet l'origine toxique a recherché, dans une de ses observations que nous publions, observation XVIII, la toxicité urinaire d'un brightique qui délirait et l'a trouvé diminuée. Il ne s'ensuit pas que le délire fut sous la dépendance de cette hypotoxicité. Rien ne nous dit qu'elle n'existait pas avant l'apparition des phénomènes délirants, ni qu'elle n'eut pas persisté après leur cessation. Nous n'avons nul intention de nier que des urémiques puissent délirer, mais nous croyons que le délire survient dans l'urémie comme à toutes les périodes du mal de Bright, qu'il est indépendant de l'intoxication et que la cause de sa production, c'est l'œdème cérébral.

CHAPITRE VI

DE L'ÉTAT DU CERVEAU DANS LE DÉLIRE BRIGHTIQUE

L'œdème se retrouve, ou tout au moins on constate ses vestiges, à presque toutes les autopsies.

Dans la relation de l'une d'entre elles (Obs. VII), on signale « une distension des ventricules cérébraux, surtout du ventricule moyen, avec coloration jaunâtre, sans changement de consistance du pied de la frontale ascendante, indiquant le siège d'une hémorragie cérébrale ancienne ». Il s'agit ici de cette aphasique sur laquelle nous avons appelé l'attention.

Cette dilatation des ventricules du cerveau est encore notée dans l'observation XII, elle est accompagnée d'hydropisie. Les artères basilaires, sylviennes, celles du cortex sont parsemées de plaques jaunes dures et rigides.

L'œdème peut également siéger sur les méninges, ainsi que le prouve la note suivante se rapportant à un brightique mort d'urémie salle Saint-Pierre. « Le cerveau présente un œdème pie-mérien d'abondance moyenne. La pie-mère se détache facilement de l'écorce sans en enlever de lambeaux. (Observation IX), la substance blanche présente un léger piqueté. » Dans toutes ces autopsies, le rein présentait des lésions nettes de néphrite, et le cœur était gros. On les trouvera du reste publiées *in extenso* à la suite de nos observations.

Des lésions cérébrales analogues ont été relevées dans un assez grand nombre d'autopsies déjà publiées, Florant en a fait une statistique que voici :

L'œdème cérébral est signalé 5 fois.

De la sérosité dans les ventricules, 6 fois.

Un exsudat sur les hémisphères, 3 fois.

L'affaissement des circonvolutions cérébrales, 3 fois.

Le tassement des corps striés et des couches optiques, 1 fois.

La congestion des méninges, 6 fois.

Œdème sous-arachnoïdien et œdème des méninges, 1 fois.

Augmentation du liquide céphalo-rachidien, 1 fois.

Athérome des artères de la base de l'encéphale, 3 fois.

Rien au cerveau ni aux méninges, 9 fois.

Sur ces neuf cas, deux semble être signalés indemnes par erreur. En effet, dans l'un on signale du ramollissement cérébral, et les méninges sont épaissies et tomenteuses. Dans l'autre, on trouve un foyer d'hémorragie cérébrale. (Obs. VIII, XII.)

Nous avons donc trente-quatre résultats positifs contre sept négatifs; que faut-il penser de ces derniers cas ? Il n'y a rien au cerveau, c'est possible, mais il se pourrait qu'il y ait eu quelque chose. L'œdème peut disparaître après la mort, il n'en reste que des vestiges parfois très difficiles à chercher. Nous pouvons affirmer que, chez trente-quatre malades, le délire a coïncidé avec une lésion du cerveau, et nous ne pouvons pas dire que, dans sept cas, il a existé en l'absence de toute lésion.

Du reste, il nous semble bien difficile de nous faire une opinion avec des observations aussi courtes que celles qu'on lira à la fin de cette thèse, et qui ne comprennent que quelques lignes (Obs. XXX, XXI, XXII). Deux d'entre elles XVIII, XXIII semblent pourtant complètes, nous regrettons qu'elles ne soient pas toutes semblables. Néanmoins, il est certain que, dans ces sept cas, le cerveau est signalé intact, et ce résultat mérite d'être cité.

CHAPITRE VII

DU PRONOSTIC

Il résulte de ce que nous venons d'établir que le pronostic du délire dans l'urémie et le brightisme est loin d'avoir la gravité qu'on pourrait lui attribuer si on le comparait aux autres formes d'urémie. Bouvat et Florant s'étaient aperçu de ce fait et l'avaient mis en relief. Sur dix de nos malades, six sont encore vivants. Ceux qui moururent présentaient, outre le délire, d'autres symptômes très graves : dyspnée, vomissements, affaiblissements, œdéine pulmonaire, Scheyne-Stokes, etc. Aussi sera-ce sur ces symptômes, compagnons des troubles psychiques qu'il faudra fonder son pronostic[1].

On devra également tenir compte de la prédisposition. Nous savons avec quelle facilité délirent certains prédisposés, et combien le délire se reproduit facilement chez eux. Nous en avons plusieurs exemples dans notre thèse (Obs. IV; V). Une malade délirait pour une cause quelconque (Obs. XVI). Chez une treau

[1] Nous ne tenons compte pour le pronostic que de nos observations, plusieurs de celles qui sont publiées à la suite des notres, ayant été choisies parcequ'elles contenaient des résultats d'autopsies.

(Obs. V), les troubles psychiques reparurent à quelques mois d'intervalle pour guérir très facilement. Il faut savoir s'attendre à ces retours offensifs du délire, surtout si la cause qui les produit n'est pas tout à fait éteinte. La guérison en est souvent extrêmement facile.

Dans certains cas pourtant, le délire revêt une ténacité désespérante; chez une de nos malades, les troubles mentaux persistent encore (Obs. XV). Chez une autre la guérison ne fut jamais complète. A quoi attribuer cette persistance? Au rein dont l'influence, ne se modifiant pas cause la persistance des troubles psychiques, à la tare personnelle ou héréditaire qui ne sait plus s'endormir une fois réveillée? Nous n'en savons rien, peut-être les deux sont-ils en cause. Notons toutefois chez une de ces malades (Obs. XVI), le rôle important de la prédisposition, et chez l'autre (Obs. XV) la persistance d'albumine abondante dans les urines.

En tout cas, même dans ces circonstances, ou le délire survenu au cours du mal de Bright devient chronique, le pronostic n'est grave qu'au point de vue cérébral, et la très longue durée de ces accidents indique bien que la vie même de ces malades n'est pas en danger.

Il nous paraît donc que le délire au cours du mal de Bright n'est pas un signe d'intoxication, n'est pas un symptôme d'urémie. Il peut coïncider avec elle, mais il n'en dépend pas. Il peut apparaître à une période quelconque de la maladie, mais il ne paraît pas avoir par lui-même de valeur pronostic particulièrement sombre.

CHAPITRE VIII

DU DIAGNOSTIC

Le diagnostic du délire brightique, qui permet d'attribuer les troubles psychiques à leur véritable cause, et de les guérir en les traitant, s'impose parfois. Les œdèmes, la céphalalgie, les phénomènes dyspnéiques ou gastro-intestinaux attirent l'attention du côté du rein. Cependant il est des cas où, même en présence de phénomènes urémiques, ce diagnostic peut échapper. On peut prendre ce délire, accompagné de myosis, de convulsions, de céphalée, de vomissements, de Scheyne-Stokes même pour une méningite tuberculeuse, et, dans ce cas, la présence d'albumine dans les urines ne lèverait pas même les doutes. La température seule, hypothermique dans l'urémie, légèrement élevée dans la méningite, pourrait donner des indications, mais il est des méningites sans température et de l'urémie avec fièvre. Le diagnostic peut donc être très difficile. Il l'est encore davantage, lorsque le délire est le symptôme prédominant de la maladie du rein, dans cette forme que Dieulafoy appelle folie brightique (Obs. XVIII, XIII). La recherche de l'albumine dans les urines est précieuse pour établir ce diagnostic, mais l'albuminurie peut manquer. Elle était intermittente chez une de nos malades, elle n'existait pas chez un malade de Dieulafoy. Elle peut être d'origine nerveuse, alors elle est en relation très intime avec l'affection qui l'a produit, très notable au moment des crises elle diminue et disparaît souvent dans leur intervalle. Il faudra donc tenir compte de la quantité des urines, de leur densité, de la fréquence des mictions, rechercher les cylindres dans le dépôt, doser l'urée. Le cœfficient urotoxique, s'il ne permet pas d'attribuer le délire à une origine toxique, pourra dans certains cas, trancher le diagnostic entre une albuminurie d'origine rénale et une albuminurie d'originenerveuse, et, en l'absence d'albumine, dévoiler une lésion du sein (Obs. XVIII). On devra rechercher les autres signes du brightisme. Gros cœur, bruit de galop, hypertension artérielle, accès de dyspnée, troubles oculaires, petits signes du brightisme, qui permettront dans la plupart des cas de faire le diagnostic et d'instituer le traitement.

CHAPITRE IX

TRAITEMENT

L'emploi du lait, des diurétiques comme la théobromine, des purgatifs, surtout des drastiques constituera la base du traitement.

Les saignées locales, sangsues aux apophyses mastoïdes, ventouses scarifiées dans le triangle de Jean-Louis Petit seront très utiles, surtout dans certaines poussées aiguëes. Une saignée générale pourra ainsi s'imposer dans des cas analogues. On pourra user mais très modérément de certains calmants, comme le chloral, lorsque l'agitation sera trop intense.

Il faudra surtout se conformer aux indications fournies par les symptômes qui accompagnent le délire. Ne pas hésiter par exemple devant un œdème pulmonaire menaçant, des symptômes urémiques graves, coma, convulsions, etc., à pratiquer une saignée générale, à donner quelques toniques du cœur, comme la caféine, lorsque celui-ci fonctionne mal. La dyspnée, les vomissements sont autant de symptômes qui, indépendamment du traitement général de l'urémie, pourront comporter certaines indications.

Mais ne pourrait-on pas agir directement sur la cause du délire sur l'œdème cérébral. Quinke a proposé un moyen pratique de produire la décompression du cerveau, c'est la ponction lombaire. On sait depuis Cobrat que les cavités sous-arachnoïdiennes du rachis communiquent librement avec celles du crâne et avec les ventricules du cerveau ; toutes les fois que cette ponction a été pratiquée avant la mort, les ventricules ont été trouvés vides à l'autopsie, ainsi que l'a très bien constaté M. le professeur Weil. On peut donc en ponctionnant le cul-de-sac de l'arachnoïde, entre la quatrième et cinquième lombaire, faire cesser les hydropisies ventriculaires et rendre au cerveau son bon fonctionnement. Ce mode de traitement n'a pas encore été employé dans le cas qui nous occupe, mais il paraît très logique et sera peut-être appelé à rendre des services, surtout lorsque le délire résiste à toutes les autres sortes de traitement.

Enfin la question de l'internement peut se poser. Elle ne doit être soulevée selon Olliviers que pour des troubles psychiques persistant depuis longtemps et ne s'améliorant point, quelque soient les moyens qu'on emploie pour cela.

CHAPITRE X

Nous donnons ici les observations que nous avons recueillies, en les faisant suivre, quant il y a lieu, de réflexions très courtes.

OBSERVATION I (Dr Roque).

Délire urémique alcoolique.

X..., cordonnier, employé aux hospices, Hôpital Saint-Pothin, salle Saint-Pierre, n° 11, 16 mai 1900.

Père et mère vivants et bien portants, deux frères et sœurs en bonne santé, frère mort en bas âge de maladie inconnue, aucune maladie dans l'enfance ni dans la jeunesse ; a fait cinq ans de service militaire sans un jour d'infirmerie. Marié à vingt-neuf ans, a quatre enfants en bonne santé, ni impaludisme, ni syphilis, mais alcoolisme très net. Il est employé comme contrôleur le soir au Grand-Théâtre, et cet homme, sobre toute la journée, boit régulièrement chaque soir de l'absinthe et des liqueurs variées sans jamais s'enivrer. Depuis quinze mois céphalées fréquentes, lourdeur de tête presque constante et des vertiges d'ailleurs très fugaces. Jamais d'ictus. Il y a de la polyurie et pollakiurie nocturnes (se lève cinq à six fois), des crampes fréquentes dans les jambes. Le matin au réveil quelquefois des brouillards passagers devant les yeux, il a de la pituite matutinale, du pyrosis. Il a d'ailleurs conservé bon appétit et n'a pas maigri.

Le 2 mai 1900 bronchite grippale débutant par des frissons. Température 39 degrés, de la toux, des crachats purulents d'emblée. Points de côté erratiques, céphalée vive, courbature. Il a gardé le lit toute une semaine, traité par de la quinine, des sudoriques et boissons chaudes alcoolisées. Le 8 mai, il s'était levé, depuis deux jours il ne toussait plus et n'avait plus de fièvre. Vers le milieu du jour sa céphalée augmenta et il se recoucha. Le soir, il fut pris d'un délire violent ; il voyait des animaux, des chiens qui se battaient, s'agitait, criait pour les séparer. Il se leva ouvrit les fenêtres. On dut le recoucher de force et l'attacher. Le 9 mai, il entre à Saint-Pierre. Il se présente avec un visage vultueux, très coloré, il est encore agité, bruyant, parle fort, rit facilement, mais il répond bien aux questions et ne délire pas, sa température est de 36°5.

A l'examen on constate un œdème léger des membres inférieurs, un myosis très serré, un gros cœur de Traube, pointe du premier espace trois travers de doigts en dehors de la ligne mamelonnaire, impulsion exagérée, à l'auscultation galop à la pointe, pouls vibrant et tendu, donne 21 au syphygmomanomètre de Potain. Urines contiennent un flot d'albumine. Au poumon, sonorité partout conservée, et on ne constate à l'auscultation que quelques râles muqueux à la base gauche ; on porte le diagnostic de néphrite aiguë, diète lactée, et on donne 1 gr. 50 de théobromine.

11 mai. — Délire violent dans le soir, agitation, hallucinations terrifiantes ; le malade voit des combats et des batailles et veut s'y mêler ; on lui met la camisole.

37°8. Ce matin, il nous parle, nous reconnaît, nous répond, à peu près sérieusement. Dès qu'on le quitte, il appelle, crie, se dispute, injurie des adversaires.

Urines de vingt-quatre heures, 1950 centimètres cubes.

Densité, 1007.

Albumine, 1 gramme par litre, soit 2 grammes environ.

Urée, 8 grammes par litre, soit 15 grammes environ, cylindres hyalins et fibrineux, coefficient urotoxique, 0,290. On porte le diagnostic de délire urémique chez un alcoolique. Eau-de-vie allemande, sirop de nerprun, 20 grammes chaque.

13 mai. — Même état de délire persiste avec les mêmes caractères et des recrudescences chaque soir; 36°2; 37°3.

On met des sangsues dans le triangle.

16 mai. — Persistance du délire, toujours des hallucinations de la vue et de l'ouïe, toujours des batailles, sangsues aux apophyses mastoïdes, trois de chaque côté.

18 mai. — Persistance du même état, on a dû isoler le malade, T. 36° à 37°4.

Urine, 1700.

Albumine. 1 gr. 50.

20 mai. — Après une purgation à l'eau-de-vie allemande, le malade a été plus calme.

27 mai. — L'état psychique persistant sans modifications, on pratique saignée de 400 grammes.

28 mai. — Le malade est très abattu, ne parle plus. Température de 36°. Pouls faible.

1er juin. — Le délire a cessé depuis la saignée, le malade répond bien aux questions, et ne se souvient de rien.

Urines 1800 grammes.

Albumine, 0,80.

Urée, 18 grammes. Coefficient urotoxique, 0,320.

15 juin. — L'amélioration graduelle s'est maintenue, le malade n'a plus d'œdème.

Albumine, 0.45.

Il demande sa sortie.

Le malade, revu un an plus tard, bien portant en apparence, gardait un gros cœur avec de l'hypertension ; il y avait dans les urines 30 centimètres cubes d'albumine, coefficient urotoxique 0,320. Il s'agit évidemment d'un alcoolique atteint d'une vieille néphrite scléreuse, restée latente, qui, sous l'influence d'une bronchite grippale, a fait une poussée aiguë du côté du rein et du délire : Remarquons que son délire a eu tous les caractères du délire alcoolique et que son coefficient urotoxique, toujours un peu faible, a été sensiblement le même pendant la période délirante, à sa cessation et un an plus tard.

OBSERVATION II (Dr Roque)

X..., cinquante-cinq ans, cuisinière, Hôtel-Dieu, 2e femmes, n° 3, 22 novembre 1901.

Parents morts d'affection inconnue. Alsacienne a quitté son pays depuis 1871 et ne sait pas ce que sont devenus ces dix frères et sœurs, rougeole dans l'enfance, scarlatine à quinze ans, fièvre typhoïde à vingt ans. Depuis pas d'autres maladies, sauf un phlegmon du bras, ouvert, il y a une douzaine d'années, jamais eu d'enfants, ménopause depuis un an. Alcoolisme professionnel très net, la malade est cuisinière et avoue boire habituellement du rhum. L'affection actuelle a débuté il y a huit mois par des sensations de faiblesse générale, des fourmillements et des crampes dans les jambes et les bras, bouffissure de la face et des paupières chaque matin, au réveil, des troubles de la vue, des brouillards devant les yeux. De l'œdème persistant des membres inférieurs, aussi marqué au réveil que le soir, pollakiurie nocturne, quatre ou cinq mictions chaque nuit. Depuis la même époque la malade accuse un état vertigineux presque constant. Le sommeil, qui depuis longtemps est mauvais, est plus que jamais troublé par des rêves et des cauchemars. Appétit bon, digestion bonne, sauf une pituité matutinale qui dure depuis longtemps. A l'entrée, facies très spécial. Œdème de la face prédominant aux paupières, il existe également un œdème léger des membres inférieurs. Au cœur, la pointe est dans le sixième espace dans la ligne auxiliaire, impulsion forte galop net de la pointe, éclat clangoreux du second bruit à la base. Le pouls radial dur tendu 22 au sphygmomanomètre. Rien d'anormal aux autres organes.

24 novembre. — Urines recueillies 1600 centimètres cubes, pâles. Densité 1009, contiennent léger précipité d'albumine, 30 centimètres cubes. Diminution notable du taux de l'urée, 8 grammes par litre, soit 14 grammes ; cylindres granuleux en grande abondance. On institue le régime lacté. Eau de-vie allemande, 80 grammes, 1 gr. 50 de théobromine.

28 novembre. — La malade insiste beaucoup sur son œdème qu'elle croit généralisé alors qu'il est prédominant à la face, très peu marqué aux membres inférieurs et ne se rencontre nulle part ailleurs.

Urines 1800 centimètres cubes, très léger disque d'albumine.

30 novembre. — La malade se plaint d'avoir entendu pendant toute la nuit ses compagnes l'insulter, la menacer de la faire expulser et de la faire conduire en Alsace. Le matin elle répond bien aux questions, dit ne plus rien entendre, mais c'est parce que nous sommes là et les accusations recommenceront lorsque nous seront partis.

2 décembre. — Les troubles psychiques continuent, la

malade réclame sa sortie, elle ne peut supporter les accusations dont elle est l'objet; on la traite de voleuse, ce ne sont pas seulement ses compagnes qui l'insultent, ce sont des personnes étrangères à la salle qui viennent la nuit lui reprocher les vols qu'elle n'a pas commis.

15 décembre. — Les phénomènes délirants persistent. Délire parfaitement systématisé. La malade est toujours victimes d'accusations continuelles, on l'insulte et les troubles psychiques d'abord nocturnes sont diurnes et ne cessent qu'en notre présence. Parole pâteuse et traînante.

6 décembre. — On a été obligé d'isoler la malade, les troubles psychiques n'ont pas diminué, malgré une applications de sangsues aux apophyses mastoïdes. La parole est toujours lente et hésitante.

10 décembre. — Même état psychique. Elle dit qu'on veut la tuer et réclame qu'on fasse son autopsie pour voir comment elle est morte. Urines 1500, traces indosables d'albumine. Coefficient uroxique 0,330.

13 décembre. — La malade, qui hier était plus calme et avait eu un sommeil tranquille, est de nouveau très agitée, dit qu'on va la guillotiner.

20 décembre. — Malgré saignée de 300 grammes, les troubles psychiques persistent avec les mêmes hallucinations de la vue et de l'ouïe, l'œdème est stationnaire, toujours prédominant à la face, urines claires contiennent très peu d'albumine.

4 janvier. — La malade a des alternatives d'amélioration et de recrudescence, certains jours elle est calme et gaie sans qu'on puisse lui démontrer l'inanité de ses hallucinations de la vue et de l'ouïe. Mais quelquefois elle en plaisante, tandis que le lendemain elle les prend au tragique. C'est le soir que se produisent les phases d'excitation. Il persiste de l'œdème des membres inférieurs, il y a de la

pollakiurie, urines pâles et claires, disque très léger d'albumine. Cœur, impulsion forte. Pouls radial, tension 22.

9 janvier. — Le délit a depuis quatre jours subi une recrudescence extrême, malade se croyant injurié par tout le monde, crie toute la nuit, ses compagnes l'appellent Pélagie d'après son dire, et nuit et jour elle s'entend appeler par ce nom.

7 février. — La malade est plus calme, son faciès redevient normal. Œdème diminuant sensiblement, elle entend encore des voix qui l'appellent et lui reprochent des méfaits qu'elle n'a pas commis, mais elle ne s'en inquiète pas. On l'a remis dans la salle commune.

Urines, 1700.

Urée 22.

Coefficient urotoxique : 0,350.

17 février. — La malade est très calme, ne délire plus, plaisante quand on lui parle des accusations dont elle se disait l'objet, et bien que ses compagnes aient pris l'habitude de l'appeler Pélagie, pour chercher à provoquer son délire, elle ne fait qu'en rire et ne se laisse pas impressionner.

Œdème de la face a disparu. Urines, traces indosables d'albumine. Le cœur reste gros, sans galop, hypertension artérielle.

22 février. — Malade demande sortie.

OBSERVATION III (Dr Chappet)

(Due à l'obligeance de M. R. Nostaing, externe du service).

X..., soixante ans, salle Saint-Bruno, n° 16, Hôtel-Dieu.

Père mort à quatre vingt-sept ans, bonne constitution, pas de maladie. Mère morte a soixante-six ans, d'affection indéterminée. Une sœur morte à vingt-six ans de fièvre typhoïde, une autre à cinquante-cinq ans de cardiopathie. Un frère asthmatique mort à cinquante-quatre ans.

Un frère et une sœur en bonne santé.

Marié : femme bien portante, un enfant bien portant.

Bonne constitution, bonne santé habituelle. A dix-neuf ans, fièvre typhoïde qui a durée environ trois mois, à forme cérébrale, qui a laissé une certaine faiblesse pendant quelques mois, mais qui toutefois a bien guéri, sans laisser de suites.

A trente-six ans, affection dyspnéique, mal déterminée, caractérisée par une céphalée intense, avec crises de suffocation, et qui a durée six semaines, soignée à l'établissement homéopathique du quai Claude-Bernard.

Le malade avoue avoir fait autrefois des excès alcooliques (surtout bière et eau-de-vie, pas d'absinthe).

Avant sa fièvre typhoïde, à dix-neuf ans, chancre qui paraît avoir été induré, car il a été suivi d'accidents secondaires (plaques muqueuses) et le malade a pris pendant longtemps de l'iodure. Le malade accuse aussi une blennoragie survenue à la même époque.

Consécutivement, le malade aurait conservé au niveau du prépuce, une petite tumeur rosée, qui se serait ulcérée il y a huit mois et aurait donné lieu à un phimosis.

L'œdème de la verge empêche d'en faire l'examen.

L'affection actuelle remonte à cinq six ans. Affaiblissement progressif, céphalée, malaise général, dyspnée. Il y a trois ans, le malade a consulté M. Bouveret qui l'a mis au régime lacté et lui a fait prendre de l'iodure.

Le malade a cessé son travail il y a neuf mois, l'état général et la dyspnée sont allés en augmentant, et les signes de brightisme ont apparu.

Il y a cinq ou six mois hallucinations de la vue, le malade croyait voir chez lui des personnages inconnus, ces hallucinations étaient à la fois nocturnes et diurnes,

Actuellement, ce qui frappe au premier abord, c'est le teint bruni du malade. Le malade est aussi très préoccupé de son état et a souhaité souvent la mort.

A l'interrogation, l'état mental ne paraît pas absolument intact. De temps à autre le malade à des défauts de mémoire, des absences, il présente également un peu de délire de persécution, il se croit en but à des moqueries et à une surveillance exceptionnelle de la part des sœurs. Chez lui à Montchat, il croit avoir beaucoup d'ennemis, qui le considèrent comme fou, etc, etc.

Le malade présente à peu près tous les signes du brightisme, troubles de la vue, pollakiurie, polyurie, bourdonnements d'oreilles, signe de la temporale, crampes dans les mollets, secousses électriques, etc., jamais d'épistaxis.

Il y a deux ou trois jours le malade a eu quelques vomissements (trois ou quatre) qui suivaient surtout l'ingestion des médicaments. Il lui a semblé une fois que la matière vomie contenait du sang.

Le malade se plaint aussi beaucoup d'une soif intense, d'une sécheresse très marquée de la langue et de la bouche. La langue est nette un peu vermisée.

Ce qui préoccupe surtout le malade, ce sont des crises de suffocation, survenant brusquement, sans causes appréciables, et caractérisées par une grande difficulté de la respiration accompagnée d'un point très douloureux dans le côté droit de la poitrine, et d'une angoisse extrême, sensation de mort imminente.

Il y a très longtemps que le malade présente de la polyurie et de la pollakiurie, les urines sont troubles et renferme un gros disque d'albumine.

L'insomnie est à peu près complète et la faiblesse extrême : le malade ne pourrait faire quelques pas sans se laisser tomber.

Œdème des deux jambes, des bourses et de la verge.

Les artères sont dures et le pouls fort et tendre.

Si l'on examine le côté droit de la poitrine très douloureux pendant les crises de dyspnée, on constate que la palpation et surtout la percussion de la région hépatique et du flanc droit sont très douloureux.

Le foie paraît abaissé et augmenté de volume.

On sent dans le flanc droit une sorte de plastron résistant, mat à la percussion, se combinant avec la matité du foie.

A l'auscultation du poumon, on ne remarque aucun bruit anormal.

Le cœur est augmenté de volume : la pointe est difficilement localisable : les bruits sont lointains, mal frappés, il y a exagération manifeste de l'éclat du deuxième bruit, il semble qu'il y a par moment, vers l'épigastre, ébauche du bruit de galop, on note des battements épigastriques.

On fait six ventouses scarifiées au malade qui a une dyspnée épouvantable. Amélioration. Le malade est en orthopnée urémique.

Phlébotomie, 300 grammes environ. Amélioration.

Le malade veut absolument sortir de l'hôpital. Sa famille s'y opposant, il y reste. Le malade tousse et crache du pus. Dyspnée bien vive, par moments, ventouses, sangsues, dyspnée atroce, le malade empêche par ses cris toute la salle de dormir, ventouses, oxygène, sangsues aux triangles. Chloral, 3 grammes. Mort à 6 heures du matin. On ne peut faire l'autopsie. Opposition.

Il s'agit bien d'un brigthique qui est mort d'urémie avec du délire. Mais cette observation est moins nette que les précédentes, car le malade a eu la syphilis. L'on peut, en face de ces troubles psychiques qui existaient avant l'entrée et qui ont persisté jusqu'à la mort, se poser la question d'une syphilis cérébrale coexistant avec une néphrite. Ce n'est pourtant pas probable, vu les caractères du délire qu'a la physionomie habituelle des alcooliques; sa recrudescence avec les œdèmes et la dyspnée urémique, tout semble bien indiquer qu'il s'agissait d'un syphilitique ancien qui a fait une néphrite scléreuse alcoolique, et qui a succombé avec des phénomènes d'urémie dyspnéique et délirante.

OBSERVATION IV (Dr Roque.)

X..., trente ans, ménagère. Hôtel-Dieu, 2e Femmes, n° 20, 12 novembre 1901.

Père alcoolique ayant eu des accès de *delirium tremens*, mort dans un asile d'aliénés, un frère épileptique, un frère et une sœur morts en bas-âge, de convulsions. La malade a toujours été nerveuse. Elle aurait eu des crises d'hystérie à la puberté, elle n'en a pas repris depuis. Mais elle pleure facilement et a la sensation de boule et le clou hystérique, pas de syphilis.

En 1890, elle accoucha prématurément à sept mois d'un enfant mort. La grossesse s'était accompagnée d'œdème des membres inférieurs et de vomissements sans qu'elle sache si elle avait de l'albumine. Elle fut prise après sa couche d'accidents délirants qualifiés manie puerpérale qui persistèrent pendant huit mois et furent soignés à l'hôpital général sans nécessiter d'internement. Pas d'autres couches ni de fausses couches.

25 septembre. — Grippe avec fièvre, à 37°5. Toux, cra-

chats purulents d'emblée, courbature générale. Elle garde le lit trois semaines.

Levée vers le 15 octobre, elle se remit mal, resta faible. Vers le 20 octobre survint de l'œdème des membres inférieurs qui, graduellement s'accrut, gagna le tronc puis le visage. Vers le 1er novembre, un médecin fit le diagnostic de néphrite aiguëe et conseilla le régime lacté. C'est vers le 7 novembre que, l'œdème persistant, il s'installa un état d'inconscience et d'hébétude. La malade ne s'intéressait plus à rien et répondait à peine, passait des journées immobiles dans un état de stupeur.

A l'entrée, facies stupide. Lèvres entr'ouvertes, œdématiées avec écoulement incessant de salive, yeux fixes, vagues sans expression. La malade comprend pourtant les ordres donnés énergiquement, elle tend la main, se lève, marche comme un automate lorsqu'on le lui ordonne, mais elle parle à peine. Elle sait encore son prénom, mais elle a oublié son nom, âge, adresse. Rien ne l'intéresse, elle reste immobile sans rien regarder.

A certains moments, elle se lève lentement et marche droit devant elle, sans savoir où elle va. Se couche dans le lit des voisines, elle gâte.

Elle boit avec avidité et mange volontiers.

A l'examen. — Œdème mou blanc, généralisé, très marqué aux membres inférieurs, ayant envahi l'abdomen, le tronc, les membres, les paupières. Gros cœur, pointe dans le sixième espace sur la ligne mamelonnaire. Le choix n'est pas net, on perçoit comme une ondulation sous la main. Bruit de galop de la pointe, tension, 19.

14 novembre. — On sonde la malade quatre fois par jour pour avoir ses urines, quantité 750, rouges foncées. Densité, 1029, 6 grammes d'albumine, 27 grammes d'urée, cylindres épithéliaux, coefficient urotoxique 0, 400 gr.

Etat psychique toujours le même, hydrothorax gauche, 37° et 37°4. On institue le régime lacté 1 gr. 50 de théobromine, quatre lavements froid par jour.

22 novembre. — Même état de confusion mentale ni délire vrai, ni agitation. La malade est le jouet de la salle où elle erre à l'aventure tout le jour, avec un sourire béat, sans rien comprendre.

Urines toujours foncées, beaucoup d'albumine.

27 novembre. — Urines plus claires, 1800 grammes.

Albumine, 2 grammes. Œdèmes diminuent, même état psychique et moins de torpeur, malade plus gaie.

2 décembre. — La malade ne gâte plus, elle commence à parler, sait son nom, son adresse. L'œdème persiste seulement aux membres inférieurs très atténué, urines plus claires, abondantes, 2 l. 300, albumine 40 grammes.

5 décembre. — L'état psychique redevient bon. La malade raconte qu'à Turin, elle a eu il y a onze ans, un état mental pareil. Urines, 2 litres, albumine, 30 grammes, coefficient urotoxique, 380 grammes.

10 décembre. — Plus de troubles psychiques, traces d'albumine, la malade réclame sa sortie.

OBSERVATION V (Dr Roque).

X..., vingt-six ans, Hôtel-Dieu, 2e Femmes, lit 37,5 janvier 1902.

Père bien portant, mère lypémaniaque a fini par se suicider, il y a deux ans ; une sœur hystérique. La malade a toujours été été très nerveuse, intelligente et instruite, elle est pourtant très peu active, s'occupe à peine de son ménage et de sa maison, est habituellement triste, sans motifs.

La malade a eu en 1901 une grossesse qui s'est accompagnée d'œdème et d'albuminurie dûment constaté dès le début, elle a pourtant accouché à terme d'un enfant bien portant en septembre. Mais dès sa délivrance, les phénomènes délirants ont apparu ; c'était de la confusion mentale, torpeur, indifférence absolue. Elle répondait aux questions et paraissait avoir tout oublié, nom, âge, résidence. Elle eut en outre des idées hypocondriaques, elle disait qu'elle voulait mourir de faim et refusait de manger. Elle déclare qu'elle avait assez de la vie et menaça de se suicider. Après un mois d'un traitement, sur lequel nous n'avons pas de détails, le mari, effrayé par l'exemple de sa belle-mère, fit interner la jeune femme à Saint-Robert. On fit le diagnostic de folie brightique, on la traita par les diurétiques et les purgatifs. Elle sortit guérie. Et, en décembre 1901, nous vîmes la malade auprès d'un de ses parents, parfaitement lucide, n'ayant ni albumine, ni délire.

Mais le 2 janvier 1902, les mêmes troubles psychiques ayant reparu depuis quelques jours, la malade, sur nos indications fut conduite à l'Hôtel-Dieu.

A l'entrée, œdème blanc, mou, très marqué aux membres inférieurs, remontant à la racine des cuisses, bouffissure de la face et des paupières, pupilles moyennement dilatées. Cœur, impulsion forte. Pointe dans le cinquième espace à cinq travers de doigts du sternum, galop net à l'auscultation. Urines denses, foncées, contiennent des flots d'albumine, quelques râles muqueux aux deux bases, rien à l'examen des autres organes.

Au point de vue psychique, la malade est complètement égarée, elle ne sait où elle est, erre sans motif, dans la salle. Ne sait pas reconnaître son lit, répète, toujours les mêmes phrases incohérentes, elle boit sans difficulté, mais elle dort mal, et se promène une partie de la nuit.

6 janvier. — Urines foncées, 1100 centimètres cubes, densité 1023. Albumine 80 grammes, urée 13 grammes, cylindres hyalins et muqueux, coefficient urotoxique 0,330.

20 janvier. — L'état psychique n'est pas meilleur, sauf que la malade veut s'en aller; elle sait qu'elle est à l'hôpital et demande sa sortie. Pendant la visite, elle s'attache à nos pas et nous suit d'un bout à l'autre de la salle.

Persistance de l'œdème malgré la théobromine et la diète lactée. Ses urines restent foncées et contiennent toujours un abondant précipité d'albumine.

28 janvier. — Malade pleure, veut mourir, menace de se suicider.

5 février. — Amélioration légére, elle répond mieux, est moins triste, commence à s'occuper. Elle a cousu hier. L'œdéme a notablement diminué.

Urines : 2 litres. — Albumine 30 centigrammes par litre.

20 février. — La malade a repris l'intégrité de ses fonctions intellectuelles, répond bien, remercie des soins qu'on a eus pour elle. L'œdème a complètement disparu. Urines, traces d'albumine.

Chez cette femme on a vu par deux fois, à quelques mois de distance, les phénomènes délirants, évoluer parallèlement aux poussées rénales et se dissiper avec elles, le coefficient protoxique n'a jamais indiqué d'imperméabilité rénale.

Le délire a revêtu une physionomie ancestrale typique.

OBSERVATION VI (Raimond).

X..., quarante et un ans.

Antécédents héréditaires. — Père mort d'une attaque d'apoplexie en vingt-quatre heures; mère morte d'une maladie de cœur. Le père était, dit-on, très nerveux, facilement surexcitable, mère très calme. Pas de folie dans la famille.

Antécédents personnels. — Chlorotique, a eu quatre enfants. A la première grossesse, attaque de manie aiguë; elle ne voulait plus voir son mari, qu'elle aimait beaucoup dans l'état de santé; la folie cessa au retour des époques; deuxième couche, nouvelle attaque de manie moins violente et moins longue que la première.

Début de la maladie actuelle, milieu de juin 1881. Bouffissure de la face et gonflement des jambes. En juillet, violents accès de suffocation. Urines rares et albumineuses. Régime lacté, ventouses sèches sur la poitrine. Le 20 juillet, à 9 heures du soir, la malade est prise tout d'un coup de délire érotique. Elle veut cohabiter avec son mari, disant que le coït lui est nécessaire, parce qu'elle a des ardeurs de matrice. Sans cesse elle enfonce ses doigts dans le vagin et, pour lui complaire, la sœur de garde lui fait des injections d'eau froide. Bientôt Mme X..., femme de bonne société, invective la sœur en la traitant de fille publique. Dans la nuit, sa fureur se tourne vers son mari et contre son beau-frère. Il faudrait employer le vocabulaire des halles dans ses basses expressions pour avoir idée du langage tenu par la malade. Après quelques jours de calme relatif, la raison se perd de nouveau; tantôt la malade a du délire religieux, elle invoque la vierge et les saints; tantôt le délire absolument ordurier est accompagné d'attouchements vers les parties génitales.

Elle est dans un état d'agitation extrême, elle change sans cesse de place, elle prétend s'être remariée la nuit avec son beau-frère, elle le traite comme l'époux véritable, tandis qu'elle appelle « Monsieur » son mari. Elle injurie tous ceux qui cherchent à la dissuader de cette erreur et, quelques instants après, elle invoque Notre-Dame de Lourdes, représentée par une vierge en plâtre placée sur la cheminée de la chambre. Persistance des œdèmes ; accès de dyspnée fréquents, épanchement pleurétique à droite.

10 septembre. — Véritable accès de manie ; cris perçants, elle se lève et se promène. Pendant la période de calme, discours étranges. Aucune suite dans les idées, elle passe d'un sujet à un autre avec la plus grande facilité, tantôt elle se croit au milieu d'un salon, elle adresse la parole à des êtres imaginaires, tantôt elle prend des personnes pour d'autres et elle leur parle un langage en rapport avec l'idée qu'elle se fait. D'autres fois, elle revient aux conceptions lubriques ou aux conceptions religieuses.

Mort le 12 septembre, la phase délirante ayant duré sept semaines.

L'autopsie n'a pu être faite.

OBSERVATION VII (Dr Roque).

X..., trente et un ans, 2e Femmes, n° 7, entrée le 23 octobre 1901. Morte le 8 novembre.

Mariée, n'a pas eu d'enfant. Toujours bonne santé jusqu'à il y a dix-huit mois, pas de nervosisme, elle est atteinte de néphrite chronique depuis un an et demi, sans que nous ayons pu en reconnaître l'origine. Elle a fait en 1900 un séjour de six mois à Saint-Pothin et, en mars 1901, elle est entrée à l'Hôtel-Dieu pour néphrite et en est sortie très améliorée à la fin de mai. Toutefois, elle gardait de l'albumine, restait au régime des albuminuriques, avait de l'essoufflement effort et de l'œdème des membres inférieurs tous les soirs. C'était une valétudinaire. Le 1er août, étant à Roanne, elle eut en plein jour ictus apoplectiforme vrai, une hémiplégie droite avec aphasie, la perte de connaissance n'aurait duré qu'un jour. L'aphasie se serait dissipée en trois jours. L'hémiplégie aurait disparu sans laisser de traces au bout de quinze jours. Rentrée à Lyon en septembre, elle avait repris ses occupations quand, le 23 octobre, sans prodromes, la malade étant dehors avec son mari, elle eut une brusque sensation de faiblesse, elle ne perdit pas connaissance, mais elle s'accrocha à lui pour ne pas tomber, il dut la soutenir sous les bras, pour la faire marcher jusqu'à son domicile, elle n'avait pas de paralysie, puisque avec cet aide, et péniblement, elle put rentrer à pied, mais elle avait perdu la parole; chez elle, elle fut couchée et resta dans cet état de prostration, les yeux ouverts, voyant ce qui se passait autour d'elle, sans donner signe d'intelligence; dans la nuit elle gâta, on ne put rien lui faire avaler ni arracher une parole.

Entrée : Œdème blanc, mou, des membres inférieurs, remontant à la racine des cuisses, œdème de face et des paupières, yeux largement ouverts, sans expression, pupilles égales, moyennement dilatées, malade dans le décubitus dorsal sans mouvements. Elle comprend les ordres donnés quand on l'excite fortement, elle exécute les mouvements qu'on lui commande, pas de paralysie, pas de diminution de force du côté droit, aphasie absolue, on ne peut lui faire dire aucun mot, pas de cécité ni de surdité verbale.

On recherche les stigmates hystériques, on n'en trouve aucun, d'aucun genre, on essaie vainement de faire exécuter à la malade des mouvements de déglutition, pas de paralysie des lèvres, de la langue ni du voile du palais. La malade comprend les ordres qu'on lui donne, les exécute, sauf lorsqu'on lui dit d'avaler, les liquides introduits dans la bouche sont rejetés.

Urines troubles, disque épais d'albumine.

Pouls lent, régulier, 64 pulsations, de tension élevée 23, cœur gros, pointe 6e espace impulsion forte, galop net.

25 octobre.— On a sondé la malade toutes les six heures. On a recueilli 9 centigrammes d'urine, 3 grammes d'albumine, 14 d'urée, cylindres fibrineux abondants.

La malade reste dans le même état de torpeur avec aphasie sans paralysie, même impossibilité de l'alimentation. On l'a soutenu jusqu'à hier avec des lavements alimentaires, on prescrit des gavages avec la sonde œsophagienne, température 37 et 36°5.

29 octobre. — Même état, aucun changement d'aucun genre. L'hypothermie s'accentue, 36,5, 36,3 et 36,2. Aphasie toujours absolue, même impossibilité de faire déglutir aucun liquide, gavages pratiqués deux fois par jour et bien tolérés.

3 novembre. — Malade s'affaiblit, elle a du muguet, émaciation très manifeste, elle gâte, a de la diarrhée, pas de vomissements, même état psychique.

7 novembre. — L'affaiblissement de plus en plus considérable. Gavage impossible. Mort paraît imminente.

16 novembre. — L'autopsie n'a pu être pratiquée que quarante-huit heures après la mort.

Cœur très gros, cœur de Traube typique, 490 grammes hypertrophie concentrique, du ventricule gauche l'orifice mitral est très légèrement rétréci, il admet aisément un doigt mais pas deux, pas d'endocardite récente :

Au poumon, rien d'anormal.

Foie : non congestionné, volume habituel. Reins très petits, durs sclérosés, bosselés, crient à la coupe sous le scalpel, ne se laissent pas décortiquer, disparition presque complète de la substance corticale, petits reins scléreux.

Cerveau.— L'examen le plus minutieux du côté des méninges et de la substance cérébrale fut négatif. On trouva une distension nette des ventricules, surtout du ventricule moyen sans hydropisie. On ne trouve dans l'hémisphère gauche aucune lésion en foyer récente, on note seulement à la partie inférieure de la frontale ascendante une teinte jaune de la substance cérébrale, sans changement net de consistance qui semblait le vestige d'un ancien foyer d'hémorragie.

L'autopsie a été faite trop tardivement pour l'examen histologique.

Il s'est agi en somme d'une brightique ancienne ayant au mois d'août hémorragie cérébrale gauche et qui, quatre mois plus tard, sans ictus, ni paralysie, reprit de l'aphasie, par un de ses phénomènes de rappel si bien décrit par M. Pierret, eut du délire d'inanition et mourut d'urémie.

OBSERVATION VIII (Bouvat-Pierret).

Femme G..., asile de Bron, service de M. Pierret.

Hémiplégie gauche. N'y voit pas, accuse des points noirs, quelquefois rouges, dans le champ visuel ; elle voit des animaux, spécialement un chameau, un éléphant avec sa trompe. Ouïe très affaiblie, pas de trouble de la parole qui est cependant un peu tremblée, pas de tremblement de la langue. Face pâle et bouffie. Léger œdème de la paupière inférieure. Dyspnée extrême. Râles trachéaux. Râles sous-crépitants, cœur hypertrophié. Sphincter anal et vésical relâchés. La malade exhale une forte odeur ammoniacale, urines très abondantes, très albumineuses, couleur jaune paille, sans sucre. Polydypsie. Loquacité intarissable. La malade parle constamment, malgré sa dyspnée, tantôt se plaignant, demandant son mari, tantôt plaisantant sur son propre état, disant que son bissac est bien plein cette fois. Parfois, hallucinations. Elle se croit assise à une bonne table, mangeant des mets très fins. Puis elle voit des animaux, chameaux et éléphants. Le 1er juillet, crise d'hébétude et accidents urémiques. Mort, le 9 juillet.

Autopsie. — Cœur hypertrophié, surtout le ventricule gauche. Reins jaunes et rouges par places, gros et scléreux. L'examen microscopique, fait par M. Pierret, permet d'affirmer l'existence d'une néphrite chronique de date très ancienne. Cerveau, foyer hémorragique ancien à la partie moyenne et postérieure de la capsule.

OBSERVATION IX (Dr Chatin).

Néphrite interstitielle, gros cœur, insuffisance mitrale relative. — Emphysème pulmonaire généralisé. — congestion des bases.

X..., menuisier, n° 45, salle Saint-Irénée, 30 octobre.

Père mort à soixante ans de fluxion de poitrine, mère morte au même âge, d'accident, sujette aux migraines, trois frères actuellement en bonne santé, une sœur ayant présenté des phénomènes délirants lors d'un séjour à l'Hôtel-Dieu. Marié, femme bien portante, un fils âgé de trente ans, bien portant, une tante soignée à Bron.

Lui-même, très sujet aux migraines, a eu la petite vérole

vers l'âge de quatre ans. Depuis ce temps, la vue du malade est faible.

Pas d'autres maladies depuis.

Il y a deux ans, il contracta une bronchite qui dura deux mois, pendant laquelle il fut très dyspnéique, on lui fit des inhalations répétées d'oxygène.

Il n'eut pas d'hémoptysie pendant cette bronchite.

La guérison ne fut pas complète; depuis ce temps, le malade tousse, présente de la dyspnée d'effort.

Depuis trois ou quatre mois, accès d'oppression qui apparaissent maintenant même au repos.

Orthopnée nocturne.

Pas d'alcoolisme marqué, pas de syphilis antérieure malgré les céphalées internes, auxquelles le malade était sujet dans sa jeunesse, elles ont disparu depuis.

Pas de rhumatisme antérieurs ni d'impaludisme.

Actuellement, le malade rentre à l'hôpital très dyspnéique, le malade tousse un peu et crache peu, ne se plaignant en somme que de son oppression, qui est presque constante depuis quelques jours.

A l'examen, pas d'hypertrophie manifeste du cœur; il est difficile toutefois de sentir nettement la pointe, à cause de la dyspnée du malade.

A l'auscultation, arythmie très marquée, sans type défini; il ne semble pas qu'il y ait de souffle, toutefois l'auscultation est rendu difficile par l'arythmie et l'emphysème pulmonaire.

Rien de particulier à l'orifice tricuspide. Pas de cyanose, ni de dilatation des jugulaires, rien à l'aorte.

Pas d'angine de poitrine.

Pouls irrégulier, tension : 21.

Poumons : Sonorité plus marquée surtout à gauche, vibrations thoraciques persistent. Dans toute l'étendue de la poitrine, signes d'enphysème pulmonaire, sibilances plus marquées à gauche qu'à droite où on les entend jusqu'au sommet.

En avant, on entend au début de l'inspiration quelques petits craquements secs sans grands caractères.

On trouve quelques rales d'œdèmes aux bases.

Pas de trace d'épanchement.

Toux plus marquée et légèrement quinteuse.

Pas d'expectoration caractéristique.

Rien au tube digestif.

Pas de troubles gastriques ni intestinaux.

Le foie ne paraît pas hypertrophié.

Le malade prétend avoir eu le ventre plus gros il y a quelque temps qu'actuellement; à présent, il ne semble pas qu'il y ait du liquide péritonéal, la sonorité n'est pas déplacée par les changements de position du malade.

Pas de circulation veineuse supplémentaire bien nette.

Il existe aux membres inférieurs un œdème considérable oedème relativement ancien au dire du malade, ulcéré, variqueux à gauche.

Pollakiurie nocturne, le malade se lève huit à dix fois, cela depuis un an.

Ses urines sont claires, renfermant un gros disque d'albumine.

Pas de troubles nerveux, quelques vertiges passagers, pas de pertes de connaissance.

Pas de paralysie.

Théobromine, un peu de céphalée.

Urines :

7 novembre	1500 grammes,	léger disque, albumine	
8 —	1800 —	pression	22.
9 —	1700 —	—	21.
10 —	2000 —	—	

13 novembre	2000 grammes.		pression 21.
14 —	1200 —		—
18 —	1900 —		léger disque d'albumine
22 —	1700 —		

22 novembre. — Le malade présente une oppression intense se plaint de maux de tête. Arythmie, toux très marquée, souffle systolique.

11 décembre. — Urines 750 centimètres cubes. Injections quotidiennes de caféine.

12 décembre. — Urines 910.

13 décembre. — Urines 1 litre.

15 décembre. — 1500 grammes.

16 décembre. — 1500 grammes.

18 décembre. — 1 litre.

19 décembre. — 100 centimètres cubes.

22 décembre. — Etat du malade très amélioré, oppression bien moins marquée. Pouls, ample, rapide, régulier. Œdème de la face a disparu, sensation de bien-être accusée par le malade.

23 décembre. — Urine 1 lit. 800.

25 décembre. — Urines 1800.

28 décembre. — Urines 1700. Depuis hier, légère aggravation de l'état du malade. Oppression plus accusée, bouffissure légère de la face.

Pouls régulier, coupé d'intermittences, respiration irrégulière. Urines 1200 : disque toujours très net d'albumine. A noter que les parents du malade sont venus hier lui rendre visite et lui ont apporté différentes provisions de bouche.

25 décembre. — Urines 1400.

15 janvier. — Urémie bien caractérisée.

Œdème envahit les organes génitaux et l'abdomen, bouffissure de la face. Myosis.

Cheyne-Stokes très net.

Pouls fort, tendu, irrégulier à 96. On trouve toujours au cœur le souffle systolique doux, noté précédemment.

A la base droite, on trouve de la matité, de l'obscurité respiratoire et du souffle. Malade somnolent, assoupi dans la journée, est très agité la nuit, il se lève à tout instant, se promène dans la salle en parlant tout seul et se met volontiers dans le lit d'un voisin croyant trouver le sien.

22 janvier. — Base droite. Matité, souffle inspiratoire et expiratoire accompagné de bouffées de râles assez fixes.

Ballottement très net.

Ponction exploratrice, liquide clair légèrement hémorragique.

23 janvier. — Oppression étant toujours très accusée ou lente ; une ponction évacuatrice sur le point de la précédente ponction ; on ne retire rien.

En raison de la faiblesse et de l'arythmie cardiaques, on donne au malade de la digitale.

27 janvier. — On supprime la digitale.

15 février. — Etat persiste stationnaire.

Pouls toujours fort très arythmique, Cheyne-Stokes.

A la base droite, souffle tubaire accompagné de râles inspiratoires et expiratoires de timbre presque caverneux.

Malade toujours très agité. Délire. Hallucinations professionnelles.

On n'a pas vu reparaître les idées de suicide que le malade avait manifestées il y a quelques jours ; il est actuellement dans un état d'euphorie remarquable. Ne se plaint jamais de son état et, quand on lui demande des nouvelles de sa santé, répond qu'il est très bien.

22 février. — Œdème envahit jusqu'aux lombes, Cheyne-Stokes, pouls arythmique, subdélire.

5 mars. — Base droite présente toujours signes pseudo-

cavitaires notés déjà à plusieurs reprises. Signe de matité est stationnaire.

Battements cardiaques inégaux. Dans les souffles systoliques doux.

4 avril. — Autopsie trente heures après la mort.

Plèvre droite contient 1 litre de liquide clair légèrement hémorragique.

Gauche, 100 à 200 grammes seulement du même liquide teinté en rose sans flocons fibrineux.

Poumon droit. — Atélectasie, dans son ensemble. Le lobe inférieur et la moitié du lobe moyen sont le siège de congestion chronique : surface plus ferme que le reste du poumon, rouge franc, ne donnant aucun suc de raclage, sur la surface de section on voit la coupe, les moyennes et petites bronches nettement dilatées. Rien au sommet.

Poumon gauche atélectasié dans son lobe inférieur, présentes lésions de congestion chronique à son extrême base, moins étendue que du côté opposé.

Péricarde normal, 50 à 60 grammes de liquide citrin ni dépoli, ni exsudats fibrineux, à la surface.

Cœur volumineux, augmente dans les deux sens. Ventricule gauche est globuleux dur au toucher, pointe mousse et arrondie.

Ventricule droit plus épais, plus consistant que normalement.

Oreillette anormalement dilatée, surtout l'oreillette droite qui est gorgée de sang.

A la coupe, ce qui frappe, c'est l'état de dilatation de toutes les cavités du cœur.

Oreillette droite énorme : tricuspide admet facilement quatre doigts.

Oreillette gauche est dilatée aussi, on trouve un caillot de formation ancienne dans l'auricule.

Valvules mitrale et tricuspide sont souples sans épaississement ni végétation, valvule tricuspide est seulement tapissée d'un dépôt fibrineux très adhérent.

Valvules aortiques normales.

Quelques taches jaunâtres à l'aorte.

Myocarde légèrement scléreux.

Reins, capsule facilement adhérente, surface légèrement granitée sans kystes.

A la coupe, aspect du petit rein rouge.

Surface dure, scléreuse, résistance à la coupe, la coloration est rougeâtre, la substance corticale diminuée de hauteur. Pyramides étroites et atrophiées.

Foie petit, rétracté, de surface inégale, foie muscade.

Péritoine, épanchement abondant, liquide louche jaunâtre.

Piqueté hémorragiques de l'intestin.

Cerveau, œdème, pie-mérien d'abondance moyenne. Pie-mère se détache facilement de l'écorce cérébrale sans enlever de lambeaux.

Rien à la coupe, seulement léger piqueté de la subsance blanche.

Poids des organes.

Poumons droits	450	grammes.
— gauche . . , . .	400	—
Cœur	550	—
Foie.	950	—
Rein droit.	180	—
— gauche	190	—
Rate	110	—

OBSERVATION XXXVIII (Raymond).

X..., cinquante-six ans, employé de commerce, hôpital Tenon.

Antécédents héréditaires. — Rien personnel, rhumatisant, migraineux, néphrite chronique, s'annonçant par des accès d'oppression et des envies fréquentes d'uriner la nuit. Paupières œdémateuses. Bourdonnements d'oreilles, dyspepsie et insomnie, oppression. Urines fortement albumineuses, crachats sanglants. Amélioration à la suite du régime lacté et des ventouses scarifiées.

4 mai. — Premiers symptômes délirants, céphalalgie la nuit, cauchemars, hallucinations de la vue. Il voit par la fenêtre qui est en face de son lit un régiment de cuirassiers, manœuvrant sur le toit du pavillon voisin. Il explique très bien la marche des escadrons, la place des officiers. Lorsqu'on lui dit qu'il se trompe, il comprend parfaitement son erreur. Mais la vision reparaît aussitôt ou bien elle change. Il aperçoit des hommes noirs qui se battent. Des lumières éclatantes portées par des enfants qu'il entend chanter, cependant si on fixe l'attention du malade, il devient momentanément lucide. Les hallucinations de la vue et de l'ouïe persistent du 4 au 18 mai. Elles disparaissent pour revenir.

21 mai. — Le malade a vu et voit encore au moment de la visite une jeune fille qui vient se plaindre à lui d'être maltraitée. Il l'entend très distinctement et demande qu'on lui vienne en aide. A partir du 23, l'affaiblissement augmente. Le malade parle sans cesse, il croit donner des ordres à un cocher, lui dit d'aller à telle rue, de presser le pas de son cheval et, si on lui adresse la parole, le délire cesse immédiatement, et le malade rentre dans la réalité pour en sortir

aussitôt qu'il est abandonné à lui-même. Alors il se met à se plaindre et à chanter ou bien il répond à des voix imaginaires. Le 24, il prétend que des individus sont venus pendant la nuit, ils l'ont battu, il se plaint de souffrir beaucoup de contusions, on en cherche en vain les traces à la surface du corps. L'oppression augmente, congestion pulmonaire intense, affaiblissement très prononcé, le malade rit, pleure, chante à haute voix et meurt le lendemain dans le coma, la phase délirante ayant duré vingt-quatre jours.

Autopsie. — Lésions de néphrite chronique, œdème pulmonaire, œdème cérébral, léger degré d'athérome des artères de l'encéphale.

OBSERVATION XI (Dr Roque).

X..., soixante et onze ans, tisseur, entre à l'hôpital Saint-Pothin, le 14 janvier 1900.

Parents morts âgés, de maladies inconnues. Ni frère, ni sœur, pas de maladies dans l'enfance. A été soldat pendant dix ans, a servi six ans en Afrique, nie l'alcoolisme et la syphilis, mais a eu à deux reprises deux accès paludéens, qui n'ont pas reparu depuis le retour en France. Marié à trente-cinq ans, femme morte d'une maladie de cœur, il y a huit ans, quatre enfants vivants et en bonne santé; depuis deux ans il ne peut plus travailler. Céphalée, lourdeur de tête, vertiges continuels. Série d'ictus incomplets sans paralysie, il ne délire pas mais a de l'anémie. Dès qu'il marche ses jambes enflent, il a de la dyspnée effort, de la pollakiurie.

A l'entrée, c'est un vieillard au teint pâle, au visage bouffi, avec œdème blanc, mou des membres inférieurs. Il a de l'artério-sclérose très nette au niveau des temporales, radiales, pédieuses, ces artères sont sinueuses, dures, en tuyau de pipe, roulant sous le doigt. Hypertension artérielle, 21 au sphygmomanomètre. Cœur gros, impulsion forte, pointe dans le cinquième espace, dans la ligne axillaire. Déformation emphysémateuse très nette du thorax, râles muqueux aux deux bases, rien au tube digestif.

Les urines contiennent de l'albumine.

20 janvier. — Urines 1000, pâles, densité 1011. Albumine, 50 centigrammes ; urée : 20 grammes ; cylindres granuleux. Elimination du bleu de méthylène se fait bien au bout d'une demi-heure, régime mixte, pas d'alcool, iodure de sodium 50 centigrammes par jour, ventouses sèches sur le rein.

25 février. — Le malade allait bien depuis son entrée et se levait. Ce matin vomissements qui se répètent pendant la visite. Lavements purgatifs avec 15 grammes de sulfate de soude.

26 février. — Vomissements tous les jours, malgré diète absolue, langue sabburrale 30 et 37,2.

Hier soir brusquement le malade a déliré, s'est levé de son lit, a voulu frapper ses voisins, on a dû l'attacher. Il crie toute la nuit; ce matin, il nous connaît à peine, injurie tout le monde. T. 36,9, rien à l'auscultation des poumons.

5 mars. — Même état, agitation, délire. Alimentation difficile, le malade urine dans son lit; on doit le sonder pour avoir de l'urine. Beaucoup d'albumine, rien au poumon. T. 37,1, 30,7.

6 mars. — Toujours du délire, gâtisme. Alimentation impossible. T. 36,2, refroidissement des extrémités.

8 mars. — Autopsie.

Thorax. — Poumons très emphysémateux. Œdème congestif des deux bases, ni pneumonie, ni broncho-pneumonie, gros cœur 450 grammes, hypertrophie concentrique du ventricule gauche. Plaques athéromatheuses de l'aorte.

Aucune lésion orificielle. Plaques laiteuses péri-cardiques.

Reins — petits, scléreux, la capsule très épaisse, adhérente, ne permet pas la décortication.

La substance corticale très diminuée a presque disparu.

Cerveau. — Œdème très marqué à la convexité, méninges œdématiées s'enlevant facilement, distension de tous les ventricules surtout du moyen, avec hydropisie ventriculaire nette.

Artères cérébrales en particulier la basilaire, la sylvienne, les artères de l'hexagone de Willis sont athéromateuses, dures, rigides, sinueuses et parsemées de plaques jaunâtres.

Ce vieillard nous paraît bien avoir succombé au cours d'une urémie gastrite avec délire. A l'étranger, Sadler nie l'existence de l'urémie dans le rein.

Le grand Du Saule la croit fréquente et nous partagerions volontiers son opinion. Reste à savoir si ce délire de la période terminale des néphrites chez les vieillards a une origine toxique. Notons, dans ce cas, la tare cérébrale antérieure, l'artério-sclérose si marquée au niveau de la basilaire, de la sylvienne, de toutes les artères du cerveau et la prédisposition délirante. Notons à l'autopsie qu'on a trouvé un œdème cérébral avec dilatation hydropique des ventricules.

OBSERVATION XII (Brissaud-Lamy).

X..., soixante-quinze ans, photographe. Entre à l'hôpital Tenon, salle Pidoux, n° 15, le 22 janvier 1890.

Rien à noter dans les antécédents héréditaires ou personnels. Privations. Pas d'alcoolisme. Depuis quinze jours, toux, dyspnée à paroxysmes nocturnes. Œdème des jambes qui disparaît la nuit ; depuis quelque temps, pieds et mains toujours glacés.

A l'entrée, pâleur et bouffissure du visage ; paupières œdématiées. Affaiblissement de la vue, très léger œdème des malléoles. Artères athéromateuses. Bruit de galop au cœur. Aux poumons quelques râles sous-crépitants disséminés surtout en arrière et en bas. Aucun symptôme nerveux ; pas de douleurs de tête, ni d'insomnie. Rien du côté de l'appareil digestif. Urines fortement albumineuses, quantité normale. Diagnostic : néphrite interstitielle. Régime lacté absolu, inhalations d'oxygène et ventouses sèches tous les soirs.

Six jours après, amélioration. Urine, 1 litre en vingt-quatre heures, 2 grammes d'albumine par litre. Le 1er février, l'œdème augmente, insomnie. Le 2, 3 grammes d'albumine par litre. Dans la nuit, délire tranquille, qui persista jusqu'au matin. A la rentrée, paroles incohérentes, interversion de mots, articulation difficile. Quand on interroge le malade, il répond cependant assez raisonnablement. Mais bientôt après les divagations recommencent. Impossible de saisir aucun sens à ce qu'il dit ; il se met à rire sans raison aucune. Cet état cérébral contraste avec l'attitude habituelle du sujet qui était très intelligent, discret, sobre de paroles et même plutôt taciturne et triste. 1 gramme d'albumine par litre. Pas d'œdème, bruit de galop moins net. Légère parésie faciale gauche. L'agitation persiste les jours suivants : le malade se lève maintenant la nuit, pousse des cris, veut changer de chemise, et se dirige à travers la salle vers l'armoire. Température normale, 1 litre et demie d'urine. 1 gramme d'albumine par litre.

Pas d'œdème, plus de bruit de galop ; plus de dyspnée. Pendant la journée, il est assez calme, à part une loquacité incohérente qui continue. Il parle tout seul, mais surtout quand on s'approche de son lit. Il est très difficile de saisir une suite dans ses idées, d'autant plus que la parole est bredouillée, presque inintelligible. On comprend par moments qu'il parle de sa vie passée, de sa profession, du pont de Roque-Favour, près de Marseille, à la construction duquel il a assisté. D'ailleurs, quand on lui adresse la parole avec une certaine force, son attention est attirée, et il répond d'abord avec un certain bon sens; puis il s'égare et divague de nouveau.

Il se rend un peu compte lui-même de son état, et convient que ses idées sont plus embrouillées qu'en temps ordinaire.

Digitale en infusion. Le 16 mars, il mélange son lait et son urine.

18 mars. — Il prétend que sa tête est en compote. Albumine, 1 gramme.

24 mars. — Nuit très agitée. Le matin, crise dans laquelle il reste étendu sur le dos, comme sans connaissance, mais sans se débattre. Voix nasillarde ; dysphagie. Etat stationnaire du délire. Impossible maintenant d'obtenir une réponse raisonnable. On peut distinguer cependant, malgré l'embarras considérable de la parole et l'incohérence des idées, que le malade se croit persécuté « on cherche à lui faire toutes les vilenies possibles ». Depuis ce moment, le malade est gâteux, et ses urines ne sont plus recueillies. L'œdème n'a pas reparu. Pas de fièvre. Le 25, les idées de persécution persistent. De temps à autre, on saisit un lambeau de phrase : « On m'a fait sortir habillé, on m'a traité de fou, on a fait un scandale. » Ces paroles sont prononcées d'une voix lente, très affaiblie, mal assurée, tandis que le malade plongé dans une sorte d'extase, dans le décubi-

tus dorsal, indifférent à tout ce qui l'entoure, regarde toujours le plafond. Respiration très calme.

26 mars. — Nuit plus agitée que jamais. Perte de connaissance pendant six ou huit minutes. Attitudes cataleptiques des membres supérieurs, qu'on ne saurait mieux comparer qu'à celles de la bénédiction. Rien de semblable aux membres inférieurs. Idées de persécution « on a voulu l'assassiner ce matin ». La parésie faciale gauche s'accentue. Le reste de la journée, même état, sans nouvelle crise ; il marmotte d'une voix faible, et reprend de temps à autre les poses cataleptiques. Les jours suivants, il s'affaiblit de plus en plus et meurt le 30 mars sans aucune secousse.

Autopsie. — Cœur légèrement hypertrophié dans son ensemble. Pas d'hypertrophie relative du ventricule gauche.

Encéphale très léger, œdème dans les régions occipitales, pas de liquide ventriculaire.

Athérome marqué des artères de la base. Pas de lésion centrale, ni dans l'écorce, ni dans le centre ovale. Bulbe, aucune altération, reins, néphrite chronique.

OBSERVATION XIII (Dr Leclerc).

X..., soixante-deux ans, ménagère. Née à Lyon. Entrée le 8 mai 1901, sortie le 5 juillet, rentrée depuis.

Père et mère morts depuis longtemps, mère morte de maladie de cœur à soixante-dix ans. Père à soixante-deux ans d'une grosseur de la vessie et urinait le sang. Cela aurait duré huit ou dix ans.

Frère mort à Saint-Didier qui aurait également uriné du sang, également tumeur dans la vessie.

Mari mort il y a deux ans d'une tumeur à l'estomac.

Trois enfants, deux premiers sont morts à douze mois et

à vingt et un mois de méningite. Jamais de fausse couche. Le troisième enfant est vivant, bien portant, est âgé actuellement de trente-six ans.

La malade aurait toujours été d'une santé faible, elle aurait eu la petite vérole à onze ans ; à treize ans, elle aurait eu des hémorragies. Elle rendait du sang par la bouche. Sortant de l'école à cet âge, elle serait tombée raide et aurait perdu connaissance et, à la suite, aurait eu le côté gauche paralysé. Depuis cet âge jusqu'à la ménopause arrivée à quarante-six ans, elle aurait eu plusieurs maladies, bronchites et fièvres muqueuses : à quarante-six ans, elle aurait eu probablement des hémoptysies ayant vomi du sang après des quintes de toux. Elle ne peut dire pendant combien de temps.

Elle serait plus malade depuis deux ans. Elle ne se souvient que très vaguement des événements récents. Il est impossible de savoir ce qui s'est passé ces derniers jours. Elle aurait été ramassée sur la place Bellecour et amenée à l'Hôtel-Dieu par la police.

Elle se plaint actuellement de quelques palpitations cardiaques, de points douloureux d'un peu partout, de crampes dans l'estomac et les membres.

Examen. — Poumons, sonorité exagérée des deux côtés, respiration s'entend mal, pas de bruits anormaux.

En arrière, sonnent souvent mal, mais également, respiration s'entend mal, parfois quelques sibilances et quelques râles muqueux.

Au cœur : pointe bat dans le quatrième espace sur la ligne mammelonnaire. De temps en temps, quelques faux pas du cœur ou quelques intermittences.

A la pointe, on entend parfois un petit souffle systolique sans propagation, le deuxième bruit est retentissant.

On ne trouve rien au foie, rien à l'estomac.

La malade n'a jamais vomi et ne se plaint de rien sur ce côté.

Un peu d'œdème des malléoles.

Pas d'albumine dans les urines.

Les mouvements sont complètement revenus du côté gauche anciennement paralysé, la force musculaire paraît intacte de ce côté, il n'y a ni raideur ni exagération des réflexes.

La malade se serait démis l'épaule droite, elle ne sait plus quand.

Etat somnolent. Perte sensible de la mémoire.

T. = 27 hier soir.

10 mai. — La malade raconte aujourd'hui que le 8 mai, jour de son entrée, elle était allée s'asseoir sur la place Bellecour et mangeait lorsqu'elle se mit à vomir du sang, elle perdit connaissance, c'est alors qu'elle fut ramassée par les gardiens, et cela pour être amenée à l'Hôtel-Dieu.

Depuis longtemps elle souffrait de l'estomac et, à certain moment, d'une façon très vive avec point dorsal et point xiphoïdien. En plusieurs fois elle aurait vomi du sang et en aurait eu dans ses selles.

La région stomacale ne serait pourtant pas douloureuse à la palpation. L'estomac ne semble pas dilaté.

A gauche, sous les fausses côtes, il semble qu'on sent une tuméfaction. La malade est difficile à examiner.

Pas de ganglions au pli de l'aine. Pas de ganglions de Troisier. Pas d'éthylisme.

Frottement inspiratoire.

11 novembre. — La malade revient frissonnante. Elle aurait passé une mauvaise nuit. Le matin, la malade est difficile à examiner.

Cœur : pointe à cinq ou six travers de doigts de la ligne

médiane, forte impulsion précordiale, matité conservée.

Auscultation. — Bruit de galop léger, puis surtout un peu d'éclat du deuxième bruit à droite, pouls long, ample et régulier.

Poumons sonores et respiration emphysémateuse, râles à la base gauche. Quelques râles sonores, mais rares.

Légère expectoration, muqueuse et aérée.

Tube digestif : pas de diarrhée. Langue non sèche ; foie déborde légèrement, mais conserve sa consistance, toujours raideur du bras gauche.

Légère exagération du réflexe rotulien gauche. Lésion de grattage et inoculation.

Urines des jambes et sans albumines.

Urines, 2 lit. 500. Urines, 3 litres.

Réflexes ne sont pas restés exagérés à gauche. La force est moindre de ce côté, surtout au membre supérieur. Marche sur la jambe gauche un peu raide. Pied en varus équin. Pas d'atrophie apparente, mais incline sur le bord.

17 mars. — Etat mental : malade très gaie, raconte même en riant la mort de son mari. Accueillant par un éclat de rire. Au dire de ses voisines, elle parlerait continuellement, raconterait des histoires sans suite ni raison, parlerait de sa famille, de ses parents, de ses aventures. Irascible, elle emploierait des arguments frappants contre ceux qui la taquinent. Si on la laisse parler, elle raconte toujours en riant des aventures des plus variées qui lui seraient arrivées. Ses exploits, comme danseuse (elle a, du reste, fait ses compagnes d'hôpital juge de son talent), un voyage à la Grande-Chartreuse où elle aurait chanté une chanson très drôle. Elle aurait été assaillie par des brigands qu'elle a mis en fuite avec son revolver. Puis elle nous parle de ses parents, donnant des noms, nous renseignant sur leur occupation, mais d'une façon assez vague.

Interrogée, elle répond parfois assez sérieusement, mais s'embrouille facilement. Elle se serait mariée à quinze ans avec un homme de vingt ans plus âgé qu'elle. Si on lui demande quel âge avait il donc? Elle répond vingt-sept ans. Combien êtes-vous restée de temps avec lui? Dix ans. A quel âge est-il mort? Dix ans ; mais comment se fait-il que vous ne soyez restée que dix ans ensemble. Elle essaie de répondre, commence une histoire, s'embrouille et s'en tire par un éclat de rire. Elle ne peut nous nommer, ni le Président de la République, ni le maire de Lyon; par contre, elle donne des renseignements qui semblent précis sur son fils et la famille de celui-ci. Toutes ses réponses sont faites en riant et, comme nous lui demandons le sujet de sa gaieté, elle nous répond que ses campagnes sont très drôles, l'amusent beaucoup, et que, du reste, il vaut mieux rire que pleurer. La malade dort mal, ferait du bruit la nuit et, au dire de la sœur et de ses voisines, serait plus égarée à certains moments qu'à d'autres.

Cœur gros, pointe dans le cinquième espace à 11 centimètres de la ligne médiane.

Urines, 1800 grammes, disque assez notable d'albumine jaune pâle.

Densité, 10,14.

14 mars. — La malade est plus agitée qu'hier. Elle veut jouer à cachette et se livre à quelques excentricités qui amusent la salle. Devant cette agitation, nous nous voyons forcé de cesser l'examen.

27 mars. — Malade plus lucide, répond à peu près bien aux questions qu'on lui pose, elle nous raconte sa maladie et nous décrit quelques-uns des signes du brightisme. Hier, elle aurait été plus agitée.

15 avril. — Actuellement elle ne délire plus.

Le coefficient urotoxique pratiqué deux fois a donné

les résultats suivants : Première fois 0,500 ; deuxième fois, mort accidentelle du lapin. Pratiqué une troisième fois, résultat, 0,200, la malade ne délirait plus lors de cette troisième expérience.

15 avril. — Urines : pas d'albumine, 1 litre en vingt-quatre heures.

Cette malade a fait un premier séjour à l'hôpital, de mai à juillet 1901, pour des hémorragies relevant peut-être d'un ulcère de l'estomac. Elle n'avait à ce moment ni signes de néphrite, ni délire.

A sa rentrée, en septembre, la néphrite est certaine et bien qu'on ne trouve pas d'albumine au premier examen et qu'elle n'apparaisse qu'ultérieurement, on signale dès l'entrée l'œdème des malléoles se généralisant, l'hypertrophie graduelle du cœur, l'apparition du galop.

C'est au cours de cette néphrite, en mars 1902 qu'ont apparu les phénomènes délirants pour cesser le 15 avril, en même temps que disparaissait l'albumine.

OBSERVATION XIV

(Salle Sainte-Geneviève, 15, service de M. Siredey. Observation due à M. Pierret, thèse de Bouvat.)

Mme X..., vingt-quatre ans. Néphrite, folie, péricardite. Père et mère bien portants, la mère existe encore, rue Saint-Anastase, 7, couturière.

Chorée à huit ans, durée de trois mois, côté droit remuant beaucoup, à la suite d'une peur.

Ni frère ni sœur.

Jamais de rhumatisme ni d'enflure des jambes.

A su écrire à treize ans ou quatorze ans, sa santé l'empêchait souvent d'aller à l'école,

Cette chorée est revenue sept à huit fois au changement de saison tous les ans ; la figure grimaçait alors et la malade faisait des contorsions.

Réglée à quatorze ans. La chorée aurait plutôt diminuée à cette époque.

Apprend le métier de couturière. Bien réglée, mais plutôt en avance, cette chorée ne venait que d'un côté, rarement du côté gauche, mais jamais on ne la trouvait que d'un côté à la fois, elle ne s'accompagnait jamais de perte de la sensibilité.

Mariée, huit enfants, un de vivant, demeure chez sa belle-mère, couches bonnes.

La chorée revenait avant les couches. Les enfants sont morts de violences ; quelques-uns sur lesquels elle ne semble pas devoir s'expliquer.

Convulsions pour le dernier.

La dernière couche date de quatre mois, elle ne savait pas qu'elle était enceinte, l'enfant est venu à quatre mois à la suite d'une chorée, dit-elle.

Aurait eu, une attaque il n'y aurait que trois mois, elle aurait aussi un peu perdu la tête au moment de sa dernière couche ; elle avait d'autre part eu de véritables absences sous nos yeux, elle avait également des troubles de la vue.

A son arrivée à l'hôpital, elle ne toussait presque pas.

Ne s'est pas non plus aperçue de sa maladie de cœur, jusqu'à son entrée. Au moment de son entrée dans le service, il fut à peu près impossible de distinguer quoique ce soit de net. Quant au mouvement, la malade était faible, mais non paralysée, elle serait à peu près également des deux mains,

Pas d'incontinance d'urine, toussait légèrement ; il existait un bruit de souffle à la pointe, mais pas de signes d'endocardite.

Mais les premiers jours de février, elle eut une sorte d'attaque mal définie ; à la suite, elle se fit une ecchymose au front.

Quelques jours après, elle avait perdu la tête complètement et délirait doucement ; cet état se prolonge pendant un certain temps ; tout à coup la malade contracte une pneumonie dont elle meurt au bout de quelques jours.

Autopsie. — Poumons : œdème à droite, un peu de liquide pleurétique. Pneumonie grise, un peu ramollie à gauche et au sommet.

Rien dans l'abdomen qu'un peu de péritonite locale au niveau de l'utérus.

Cœur. Péricardite. Endocardite mitrale, rétrécissement de cet orifice.

Aorte saine. Reins de Bright très avancés.

Moelle. — A l'œil nu, il est impossible de rien découvrir de particulier, pas de sclérose.

Les méninges sont saines.

Cerveau. — Les parois craniennes sont extrêmement épaisses à la base de l'encéphale, avec l'intégrité parfaite de la dure-mère, on constate l'absence à peu près compléte d'athérome aux artères de la base. Pas d'anévrisme de ces artères.

Les méninges de la base sont saines, tandis que celles de la convexité sont épaissies légèrement lamenteuses. Elles donnent au toucher une sensation cotonneuse.

En les détachant, on trouve qu'elles ne sont pas adhérentes à la surface des circonvolutions cérébrales, dont les deux convexités ont un aspect particulier. Ils sont monstrueux, creusés de très petites cupules, sa couleur est d'un gris jaunâtre, on y trouve de petites taches brunes, d'autres grises. En outre, la surface des circonvolutions est un peu fibreuse quand on la pince, elle se décolle des couches sous-jacentes; comme la peau chez un sujet maigre. Il paraît donc vraisemblable qu'il y a au-dessous de la partie décollée un ramollissement portant sur une certaine couche de la substance cérébrale.

Rien dans les ventricules, pas de liquide.

Au cervelet. Ancien foyer d'hémorragie siégeant entre les lamelles et la substance blanche périphérique.

OBSERVATION XV (Dr Leclerc).

Néphrite chronique. — Hémiopie pour la partie gauche du champ visuel? — Réflexe de Vernike, diminué à droite et à gauche pour la partie temporale de la rétine, fond d'œil normal ?

X..., âgée de cinquante et un ans, journalière, née à Chassieu, demeurant à Lyon, 2 août 1901. Lit n° 32, 3e Femmes.

La malade entre parce qu'elle souffre du poignet droit et surtout parce que, depuis la mort de son mari, survenue il y a sept mois, elle se sent de plus en plus mal. Elle a des pertes rouges très abondantes qui l'ont beaucoup affaiblie.

Elle était réglée régulièrement, très souvent ses règles duraient dix à douze jours. Elles avaient cessé quelques mois avant la mort de son mari, mais depuis elles sont revenues; elle a perdu trois ou quatre fois dans l'espace de sept mois, et cela durait, dit elle, pendant trois ou quatre jours; dans l'intervalle, pas de pertes.

La douleur du poignet droit datait de deux mois, il a été

un peu enflé, elle avait beaucoup de peine à s'en servir, actuellement elle en souffre moins et s'en sert plus facilement, elle n'a pas souffert dans les autres articulations. En dehors de la douleur de son poignet droit, elle ne se plaint de rien. Pas de maux de tête, peu d'essoufflement. Pas de toux, quelquefois crampes dans les jambes et souvent dans les doigts. Souvent sensation de doigt mort. Pas de fourmillements. Du côté de la vue, brouillards durant une dizaine de minutes.

Jamais d'œdème des jambes.

A dix-neuf ans, péritonite suite de couches. Rien autre, bien souvent maux de reins.

Urine assez souvent, se lève une ou deux fois dans la nuit. Pas d'enflure des jambes à l'examen.

Pointe du cœur dans le cinquième espace, elle n'est pas sensiblement déviée, impulsion forte et assez large en surface.

A l'auscultation, le premier bruit est peut-être plus prolongé qu'à l'ordinaire. Petit souffle méso-systolique de la région de la pointe et de la région méso-cardiaque, inconstant d'ailleurs.

Aux poumons, quelques râles aux deux bases.

Pas d'œdème des jambes.

Urine très albumineuse, foncée.

8 août. — Urines, 1 litre.

9 août. — Albumine, 50 centigrammes par litre.

Léger galop. Albumine persiste très abondante.

Cœur plus sensiblement hypertrophié. Battements dans les deuxième et troisième espaces intercostaux droits, probablement transmis par l'aorte ou le tronc brachéo-cyphalique.

Perte de mémoire. La malade ne peut sortir seule.

Jamais d'ictus ni de paralysie.

16 septembre. — Dans la salle, elle ne retrouve pas son lit.

17 septembre. — Grosse albuminurie.

20 septembre. — La malade ne se plaint pas, elle ne se fâche pas. Depuis longtemps, elle aurait la vue trouble ; elle ne peut compter les doigts qu'on lui présente.

Elle reconnaît assez bien les objets qu'on lui présente, les yeux ouverts.

On lui donne trois gros sous, elle dit que cela fait 20 centimes.

Comme on insiste pour avoir la somme exacte, elle détourne la conversation.

Elle rend pièce à pièce les trois gros sous. On lui demande quelle somme avez-vous rendu, elle dit 4 sous.

On lui met de l'argent entre les mains, elle compte 5 francs, 5 fr. 50, elle ajoute une pièce de 1 franc et dit cela fait 6 francs.

Elle prend une pièce d'or de 20 francs pour 10 francs. Elle la met dans la main et ajoute 10 sous et dit cela fait 15 francs. On lui demande, mais 10 francs et 10 sous, combien cela fait-il ? Cela fait 10 francs et 10 sous. Vous venez de dire que cela fait 15 francs. Elle reconnaît les pièces de monnaie, mais elle est incapable de compter.

Elle reconnaît une pièce de 20 francs.

A quoi la reconnaissez-vous, demande-t-on ? C'est qu'elle est jaune.

Elle ne sait ni lire ni écrire.

On lui donne à compter des allumettes, elle en compte dix. Son attention est détournée, elle ne se souvient plus du chiffre.

On lui rappelle, elle continue.

Arrivée à dix-huit, elle compte la suivante vingt, puis comme on insiste, elle dit : Il y en a dix-huit.

Après avoir détourné son attention, on lui demande : Combien d'allumettes dans votre main ? « Il y en a dix-huit.

Petit souffle diastolique à la pointe, choc en dôme.

Impulsion forte, double souffle iutermittent crural.

21 septembre. — On présente à la malade quatre doigts, elle dit qu'il y en a cinq. On ne peut la faire préciser davantage.

On lui montre quatre sthétoscopes, elle les compte.

Examen pratique par M. Dor. — Fond d'œil normal.

La malade ne voit pas dans la partie gauche du champ visuel.

Pour le réflexe, il est diminué à l'œil gauche ou à l'œil droit, le regard fixe morne.

14 mars. — Malade dans la stupeur la plus absolue, il est à peu près impossible d'en rien tirer. On lui demande où elle est, elle ne peut répondre ; ce qu'elle fait, elle répond d'un ton lugubre qu'elle attend « ceux qui vont venir ». Entendant plaindre une de ses camarades, elle se met à pleurer.

17 mars. — Au dire de la sœur, la malade serait agitée et empêcherait ses voisines de dormir. Elle réclame son isolement.

18 mars. — Urines très chargées d'albumine.

L'état mental est meilleur, la malade répond assez bien aux questions qu'on lui pose. Elle se trouve très bien à l'hôpital où tout le monde est très bon pour elle. Elle n'a qu'un désir, celui de guérir. Cependant il faut, pour ainsi dire, lui arracher ses réponses.

Urines très albumineuses.

Cœur : Rien de bien anormal.

Urines très foncées.

Disque épais d'albumine.

20 avril. — Actuellement, malade dans un état d'hébétude absolu, ne se rendant pas compte du lieu où elle se trouve, il est très difficile d'en tirer une réponse; du reste, on peut lui faire répondre ce que l'on veut. L'interrogatoire est, en quelque sorte, impossible. Elle perd ses urines qui sont très albumineuses. Le regard est fixe, hébété. Le visage sans expression, la malade dort continuellement, ne peut dire ni son âge, ni son nom, ni son adresse.

La relation entre les phénomènes délirants et l'évolution de la néphrite semble bien évidente. Le délire s'est aggravé dans le service avec la néphrite. Il n'existait pas à l'entrée.

Actuellement, l'état de la malade est grave, mais c'est de la cachexie brightique qu'elle présente. Elle n'a pas l'allure d'une urémique. Son intoxication d'ailleurs, si on l'admettait, aurait une durée bien insolite, puisque ces phénomènes persistent depuis dix mois.

OBSERVATION XVI (Bouvat).

X..., tisseuse, quarante-six ans.

Antécédents héréditaires. — Père et mère morts d'affection de poitrine, frère très sujet aux maux de tête, trois enfants. L'aîné a eu plusieurs accès de délire passagers. A la deuxième couche, crises éclamptiques. Vient de la Croix-Rousse. Dès son entrée, signes d'aliénation mentale. On la traitait pour une albuminurie par le bromure de potassium et le lait. Troubles intellectuels, délire des persécutions avec hallucinations de la vue et de l'ouïe. La nuit, elle voit, elle entend des personnes qui veulent la tuer. De temps à autre, elle refuse les aliments et reste trois ou quatre jours sans vouloir manger. Assez calme. Un peu d'affaiblissement de la mémoire. Les quinze premiers jours très agitée, ne dort pas. Incohérence maniaque très accusée. Ecriture tremblée. Les urines contiennent une légère quantité d'albumine, le 25 janvier ; elles n'en contiennent plus le 11 avril, mais on en retrouve au mois de juillet. L'agitation et l'incohérence qui ont diminué en janvier paraissent atténuées pendant plusieurs mois. Bourdonnements d'oreilles. Au cœur, bruit de galop. A noter une prédisposition spéciale au délire ; aurait eu, dit-elle, des accidents de délire après des contrariétés.

La néphrite est certaine chez cette malade, mais malgré les prédispositions au délire, il n'apparaît que dans les périodes aiguës ou mal de Bright. Cesse en janvier pendant plusieurs mois à mesure que l'albumine disparaît temporairement.

OBSERVATION (Bouvat).

X. quarante-neuf ans. Séjour de deux mois, il y a douze ans, à l'Asile de Vaugneray, sortie guérie.

7 enfants. A la fin de la deuxième grossesse a été enflée beaucoup et ne pouvait uriner.

Entrée à l'Asile de Bron, service de M. Pierret 2 août 1880.

Symptômes de lypémanie anxieuse, a essayé de se jeter dans un puits; ne reconnait pas son mari.

30 août. — Anxiété et hébétude. Elle regarde de tous côtés

avec inquiétude ; elle répète : On veut me tuer, c'est une pitié.

9 novembre 1881. — Amélioration, embarras de la parole.

10 décembre. — Surdité. Urines albumineuses Hallucinations.

17 octobre 1882. — Surdité disparue, pas d'œdème, urines albumineuses, cœur hypertrophié.

21 octobre. — Teint blafard, léger œdème des paupières, sort très amélioré au point de vue mental, mais non guérie. On la ramène à l'Asile le 30 mai 1888. Lypémanie anxieuse, tentative de suicide. Pleurs. Refus de manger. Céphalalgie.

20 juillet. — Même état anxieux, amaigrissement; pas d'œdème des extrémités; paupières œdématiées. La malade se plaint beaucoup de ses palpitations; point de départ d'idées délirantes. Si son cœur s'arrête, c'est qu'elle n'a plus du tout de sang, elle va mourir. De même, troubles de la digestion. Les nausées, sans vomissements, lui font dire qu'elle a pris du poison et, lorsqu'on lui demande qui a pu l'empoisonner, qui a intérêt à le faire, elle répond que la chose existe certainement, mais qu'elle n'en accuse personne. Urines albumineuses, dyspnée extrême.

OBSERVATION VIII (Dieulafoy - Florant).

Le 6 juillet dernier, je recevais dans mon service à l'hôpital Saint-Antoine, Salle Bichat, n° 34, un homme âgé de soixante-trois ans ayant exercé depuis longtemps la profession de cuisinier à bord des messageries.

Cet homme, très bavard, raconte avec complaisance sa vie et ses voyages. Il nie absolument tout excès alcoolique, ce qui ne serait pourtant pas étonnant, pas de syphilis, mais rhumatisme et paludisme.

Entré à l'hôpital pour des maux de tête violents et pour des accès d'oppression, ces maux de tête durent depuis plusieurs semaines, ils ne ressemblent en rien aux douleurs de la migraine, ni aux douleurs d'une névralgie, les points d'émergences des nerfs ne sont pas sensibles à la pression et on ne trouve nulle part une douleur nettement localisée, comparable à la douleur d'une périostite. C'est un mal de tête général qui a son maximum à la région fronto-pariétale, qui dure jour et nuit et qui ne se calme par moments que pour reprendre à d'autres moments avec une terrible intensité.

Le malade se plaint également d'accès d'oppression, il peut difficilement préciser l'époque de leur début mais, depuis quelque temps, sa respiration est presque toujours gênée et, dans ces derniers temps, il a éprouvé, la nuit surtout de véritables étouffements.

A quoi attribuer ces deux symptômes dominant la céphalée et l'oppression. Il ne pouvait être question ici de céphalées syphilitiques, car l'examen du malade écartait toute idée de syphilis. La description qu'il donnait de ses étouffements ne ressemblait nullement à des accès d'asthme; l'auscultation dénotant l'intégrité apparente des poumons et du cœur et éloignait, par conséquent, l'hypothèse des dyspnées paroxystiques qui sont parfois associées à l'emphysème pulmonaire ou aux lésions de l'orifice mitral.

Par contre, il était naturel de penser, chez cet homme, à la possibilité d'accidents « urémiques », car on retrouve chez les brightiques ces céphalées et ces étouffements qui, dans quelques cas, deviennent le symptôme dominant et concentrent sur eux toute l'attention.

Pour s'engager dans cette voie de diagnostic, il était naturel d'abord d'interroger les deux grands symptômes du brightisme, les « œdèmes et l'albuminurie ». Ni albuminurie ni œdème.

Le malade aurait eu de l'œdème quelques mois avant. Il est atteint de pollakiurie et éprouve souvent la sensation de doigt mort et des crampes dans les jambes, on examine la toxicité urinaire :

Les urines recueillies en vingt-quatre heures sont de 1800 grammes sans albumine, contenant 6 grammes d'urée par litre, ce qui fait 10 par vingt-quatre heures. Aussitôt après la visite le malade est pris d'un délire violent, il crie, chante, vocifère, s'agite dans son lit et se lève à chaque instant.

Ce délire n'est pas continu, le malade est mis à part dans une chambre et un infirmier est placé près de lui, jour et nuit, pour lui recueillir avec soin les urines et les placer dans les conditions voulues par l'expérience.

Le lendemain, le malade a toutes les apparences de la raison. Il est parfois agité, et d'autres fois calme. Il se plaint toujours des maux de tête et d'étouffements. La température est normale.

Les urines s'élèvent à 1500 grammes pour les vingt-quatre heures, elles ne contiennent pas d'albumine et sont très pauvres en urée.

Urotoxicité. — Lapin du poids de 2700 grammes, devait être tué par injection de 130 grammes d'urines normales. Détails de l'expérience :

60 grammes, pupilles se dilatent.

90 grammes, légère exophtalmie.

120 grammes, forte exophtalmie, myosis.

130 grammes, contracture des muscles pectoraux.

140 grammes, myosis complet.

160 grammes, trois fortes convulsions cloniques.

180 grammes, contractions musculaires multiples.

210 grammes, très fortes convulsions.

230 grammes, convulsions et petites plaintes de l'animal.

240 grammes, état convulsif.

265 grammes, dilatation des pupilles et mort.

L'expérience a duré douze minutes.

Urines très hypotoxiques.

Le diagnostic après cette opération parut certain, et le délire et les autres symptômes furent rattachés au brightisme.

Malgré les calmants et malgré le régime lacté absolu, le délire et l'agitation persistent ; le délire prend même une forme extraordinaire. Le malade répète le même mot à perte d'haleine, il le répète tantôt à voix basse, tantôt hurlant, ce mot sert de réponse à toutes les questions. Par moment le calme se fait, le malade cause avec son interlocuteur et reprend toutes les apparences de la raison, mais bientôt le délire reparaît, puis il se met à chanter. Il chante une sorte de gigue de matelot qui est très cadencée et qu'il accompagne de mouvements parfaitement rythmés de tout le corps. Il boit avec plaisir 3 litres de lait en vingt-quatre heures ; la nuit il urine souvent, peu à la fois et demande fort bien le vase.

Ce même état persiste le 10 et le 11. Le 12, de nouveaux symptômes apparaissent, la fièvre s'allume et la température est, le matin, de 38°8 et, le soir, de 38°5, la quantité des urines s'abaisse à 1 litre et l'albumine, absente jusque-là, apparaît d'emblée à la dose de 75 centigrammes par jour. Cette coïncidence de la fièvre et de l'albumine est digne de remarque.

La fièvre est due à une bronchite, ainsi que le témoignent les râles nombreux qu'on perçoit des deux côtés de la poitrine.

Le délire continue, mais il change de forme, il devient sentimental ; le malade, les larmes aux yeux, fait ses adieux à tous les assistants, il leur serre la main et dit qu'il part pour Marseille, qu'il va s'embarquer et qu'il ne reviendra plus.

Malgré les ventouses appliquées en grand nombre sur la poitrine, la bronchite fait des progrès, la respiration s'embarrasse, la fièvre atteint, le 13 au soir, 39°3, le 14 au soir 39°5, et le 14, dans la matinée, la bronchite gagne les petites bronches et l'on perçoit, en outre, un souffle de broncho-pneumonie au sommet du poumon droit.

L'urine diminue de quantité, mais elle contient toujours de l'albumine.

14. — Le délire cesse.

15. — Journée mauvaise, broncho-pneumonie augmente = 40, malade meurt.

Autopsie. — Reins, droit = 100 grammes; gauche = 85 grammes.

Tous les deux sont munis de kystes de la grosseur d'une noisette.

Capsule très épaissie enlève des parcelles du parenchyme et surface prend aspect rugueux.

A la coupe, substance corticale très atrophiée, 4 millimètres, aspect grenu sans kystes.

Substance médullaire intacte.

A l'examen microscopique : îlots scléreux, étendus dans toute l'étendue de la coupe, épaississement des parois artérielles, atrophie partielle ou totale des glomérules, état atrophique plus ou moins avancé des cellules.

Cœur normal à l'œil nu, présente au microscope des lésions de sclérose. Aorte, traces d'athérome, surtout au niveau de l'embouchure des coronaires.

Foie normal,

Rate augmente de volume, lésion de périsplénite.

Cerveau, pas d'œdème, tout est normal. Poumons, à gauche : bronchite, congestion ; à droite : bronchite, congestion généralisée et splénisation diffuse avec noyau de broncho-pneumonie.

Cette observation et celles qui suivent sont citées ici parce qu'elles semblent contraires à la théorie que nous soutenons, nous nous sommes déjà expliqué à propos de ces observations.

OBSERVATION XIX (Bourneville).

Malade de vingt-sept ans, service de M. Manotte, salle Saint-Athanase, n° 28. Etat de subdelerium avec tendance à pleurer. Il raconte à la sœur que s'il est si sale, c'est qu'il s'est lavé avec du goudron. Quelques heures plus tard attaque apoplectiforme suivie de coma sans paralysie. Mort avec abaissement considérable de la température.

Autopsie. — Lésions rénales répondant au deuxième degré de néphrite parenchymateuse, cerveau sain.

L'urine renfermait 1000 grammes seulement d'urée. Très albumineuse.

OBSERVATION XX (Alling).

Femme cinquante ans, anémiée et apathique, regard vague, réponses lentes, nausées, vomissements, considérée comme *hypocondriaque* et *mélancolique*. A partir de l'entrée elle continue à baisser, dort constamment, l'air hébété. Le 15 janvier anurie, depuis deux jours œdème des jambes, 25, dyspnée, 26, épanchement à droite, 27, mort.

Un des reins transformé en un coque contenant de l'urine claire, l'autre dégénéré, pyramides de Malpighi atrophiées. Les deux uretères très dilatés se perdent en se rétrécissant au milieu d'un tissu rétracté existant autour dé l'utérus, résultat évident d'une ancienne périmétrite.

OBSERVATION XXI

Femme d'âge moyen. Albuminurie ancienne. Aliénation pendant plusieurs semaines, agitée, bruyante. Redevient tranquille. Mort. Autopsie. Reins atrophiés.

OBSERVATION XXII (Aran).

Jeune homme très robuste sans antécédents personnels, entre salle Saint-Joseph, hôpital Saint-Antoine. Depuis quinze jours, œdème des membres inférieurs. Un peu d'anorexie, de céphalalgie et de courbature. Pas de fièvre, pas de dyspnée, malgré un léger épanchement pleurétique à gauche, intelligence normale, rien du côté des sens, si ce n'est un peu d'exophthalmie et une anarsaque liée à une congestion du foie. Face volumineuse. Ni sucre, ni albumine dans les urines. Quelque temps après violent mal de tête, épistaxis abondante et délire pendant la nuit, intelligence complètement abolie. On ne peut obtenir une seule réponse. Pas de paralysie. Respiration précipitée stertoreuse. Le pouls bat de 40 à 44 fois par minute. Mort quelques minutes après.

Les deux reins qui mesurent chacun près de 20 centimètres verticalement sont complètement détruits et changés en deux énormes kystes renfermant un liquide aqueux parfaitement transparent et non albumineux. Rien au cerveau.

OBSERVATION XXIII (Dieulafoy Florant).

Femme de trente-sept ans, entre le 14 février 1885, hôpital Saint-Antoine, salle Barth, n° 21. Mutisme absolu. Ne veut ou ne peut donner aucun renseignement sur son état. Œil hagard, figure hébétée, contracture des doigts. Le lendemain, la malade assise sur son lit, se livre à un balancement continuel du corps, d'avant en arrière, plus de contracture des doigts ; elle regarde d'un air hébété tout ce qui se passe autour d'elle, elle ne répond à aucune des questions qu'on lui adresse, et cependant elle n'a pas perdu la parole, car par moment elle répète comme inconsciemment : j'ai soif, un lavement. Elle refuse toute nourriture, insomnie complète, agitation incessante, on a toutes les peines du monde à la maintenir dans son lit. Tous les organes paraissent sains. Ni paralysie, ni anesthésie, région ovarienne non douloureuse, donc pas de folie hystérique.

Urines légèrement albumineuses, faible proportion d'urée, température axillaire 36.

Diagnostic, urémie cérébrale à forme maniaque. Régime lacté exclusif, larges cataplasmes, sinapisés sur la région des reins. Pendant dix-huit jours, on observe toutes les formes de l'aliénation mentale. Tantôt, c'est la lypemanie qui domine, la malade a les allures d'une mélancolique, elle refuse toute nourriture, elle voudrait mourir, elle a des idées de suicide, elle se tuera si cela continue, puis elle se met à pleurer, elle a peur de mourir, elle veut qu'on la guérisse. Tantôt les idées de persécution prennent le dessus, elle est tourmentée par des remords, elle croit qu'elle a commis un grand crime, elle a un grand secret qu'elle ne sait à qui révéler; elle commence des phrases pour faire des révélations, puis elle s'arrête effrayée et refuse de parler.

Tous sont des ennemis pour elle, on veut la faire arrêter et la tuer, elle parle souvent de guillotine et éprouve de véritables terreurs. D'autre fois, excitation et insomnie, elle veut se lever à chaque instant. Elle se débat avec violence, et il faut trois personnes pour la tenir. Quelquefois, dépression complète, anéantissement; elle prend des airs de victime résignée à tout endurer. On arrive à peine à lui faire prendre quelques tasses de lait. La légère albuminurie du début a disparu, température axillaire normale.

A partir du dix-huitième jour, légère amélioration dans l'état mental.

La malade a toujours l'air craintif, mais elle est calme et commence à dire quelques mots. Elle croit sortir d'un rêve, elle ne sait où elle est; elle a perdu le souvenir du passé, mais elle se rappelle les épouvantables cauchemars qui l'ont tourmentée dans sa maladie. Les élèves du service lui apparaissaient transformés, couverts de riches costumes, elle les prenait pour des bourreaux, elle croyait qu'on voulait l'empoisonner, la conduire à la guillotine. Elle raconte l'évolution de sa maladie, jamais d'œdème; il y a trois ou quatre mois, vives démangeaisons dans le dos et sur les bras, fourmillements, crampes dans les jambes; depuis trois mois, vomissements tous les jours, bourdonnements d'oreilles. Le 4 mars, épistaxis assez abondantes.

Pas d'antécédents héréditaires, ni personnels. Le diagnostic d'urémie délirante, au cours d'une néphrite chronique à début lent et insidieux, se trouve ainsi confirmé.

A partir du 11 mars, plus d'idées délirantes. La malade ne reste à l'hôpital que pour des vomissements persistants et très abondants (jusqu'à 3 litres de matières vomies en vingt-quatre heures), contenant près de 8 grammes d'urée. Sang très riche en urée : 75 centigrammes par litre. Urine pauvre en urée, plus d'albumine. Le 1er mai, aggravation subite. Douleurs lombaires, contractures, crampes. Idées moins nettes, embarras de la langue. T. = 36.

4 mai. — En vingt-quatre heures, 200 grammes seulement d'urine contenant 3 gr. 84 d'urée pour 1 litre. Idées moins nettes, vue trouble.

5 mai. — Anurie complète, attaques convulsives, saignée de 400 grammes. Le sang fort noir sort difficilement et se coagule presque à sa sortie de la veine. 80 grammes d'urée pour 1000 ; à 4 heures, dernière attaque et mort.

Autopsie. — Œdème du poumon. Pas d'hypertrophie du cœur. Estomac très épaissi. Méninges, ni œdématiées, ni épaissies. Aucun épanchement séreux dans les ventricules, pas d'œdème cérébral, mais l'analyse dénote de l'urée. Cervelet et bulbe sains. Uretères sains et non dilatés, reins volume normal ; le rapport entre la couche et la substance médullaire est conservée. Coloration plus rougeâtre que blanchâtre. Pas de kystes.

Notons la disparition du délire avant la dernière crise d'urémie, qui n'est accompagnée que d'un simple trouble de l'idéation, ce qui semble en faveur de l'indépendance des phénomènes psychiques et des accidents urémiques proprement dits.

CONCLUSIONS

La conception de l'urémie, telle qu'elle a été présentée par Bouchard, reste indiscutable.

Mais parmi les manifestations cliniques de l'urémie, il y a lieu de séparer des accidents, qui sont dus vraiment à la rétention dans le sang de substances toxiques que devrait éliminer le filtre rénal, et d'autres accidents qu'on pourrait appeler pseudo-urémiques et dont la production semble justiciable d'une autre explication.

Parmi ces symptômes pseudo-urémiques figurent les œdèmes; bien que nous ne les croyons pas imputables à un simple trouble circulatoire et que nous admettions leur origine dyscrasique.

Parmi les œdèmes viscéraux du mal de Bright, l'œdème cérébral est un des plus fréquents ; il reste le plus souvent latent, mais chez des prédisposés cérébraux, il peut provoquer le délire, qui devrait être ainsi rayé du cadre de l'urémie.

Les preuves sur lesquelles nous appuyons cette hypothèse sont d'ordre expérimental, clinique et anatomo-pathologique.

A. **Au point de vue expérimental.** — Tandis que Bouchard isolait dans les urines une substance capable de faire des convulsions et une capable de produire le coma, tandis que les injections de sérum sanguin des éclamptiques ou des urémiques comateux produisaient chez l'animal en expérience des manifestations semblables, on n'a jamais pu isoler ni dans l'urine, ni dans le sang de substance capable de produire le délire.

Chez les brightiques délirants que nous avons observés, le cœfficient urotoxique, cherché pendant la période délirante et après sa cessation, n'a jamais indiqué que le délire ait coïncidé avec une moindre perméabilité rénale.

B. **Au point de vue clinique.** — Le délire apparaît à une période quelconque des néphrites, à leur début comme à leur fin, dans les formes parenchymateuses, comme dans les formes vasculaires.

Il ne se produit que chez les brightiques qui sont des prédisposés cérébraux, chez ceux qui ont une tare cérébrale antérieure, héréditaire ou acquise.

La physionomie du délire brightique n'est pas constante, comme l'est habituellement celle des délires médicamenteux ou toxiques, elle est au contraire variable et dissemblable et semble dépendre de l'état antérieur du cerveau.

L'apparition du délire au cours d'une néphrite ne semble pas aggraver son pronostic ni modifier son évolution.

C. **Au point de vue anathomo-pathologique.** — Dans les autopsies de brightiques ayant succombé avec des phénomènes délirants, on a retrouvé, soit l'œdème cérébral, soit de l'hydropisie et de la distension des ventricules. Dans un certain nombre de cas on a trouvé d'autres lésions variables, artério-sclerose. lésions cérébrales en foyer exsudats méningés, etc.

En compulsant l'ensemble des autopsies pratiquées chez des brightiques ayant succombé avec du délire, on trouve que les lésions cérébrales sont notées dans 80 pour 100 des cas observés.

INDEX BIBLIOGRAPHIQUE

ADDISON, Gaz., Hosp. Report, n° 8, avril 1833.

ALLING, Bulletin de la Société anatomique, 1869, p. 103.

ARAN, des accidents nerveux de l'urémie, de leurs causes, de leur mode de traitement (Gazette des Hôpitaux, 14 et 19 juin 1860).

BARRÉ, Essai sur quelques accidents urémiques liés au rein contracté, Paris 1898.

BARIÉE, A propos de la folie brightique. Note sur un cas de manie aiguë puis chronique, précédée de symptômes de néphrite aiguë avec accidents typhoïdes (Société de médecine des Hôpitaux de Paris, 14 août 1885).

BENNETT Alice, de la folie brightique (the alienist and neurologist, octobre 1890).

BONDURANT, Mal de Bright et folie (the alienist and neurologist, avril 1893, American Journal of insanity, 1895).

BOURNEVILLE, Etude clinique et thermométrique sur les maladies du système nerveux.

BERNARD, thèse de Paris 1900, de la fonction du rein dans les néphrites chroniques.

BOUVAT, Essai sur l'urémie délirante (th. de Lyon, 1883).

BRIGHT, Gaz. of hosp.. report London 1827.

BRIEGER, Berlin. klin Wochens, 9 mai 1881.

BUCQUOY, des accidents urémiques chroniques, liés au rein, contracté.

BRISSAUD et LAMY, Attitude cataleptique chez un brightique délirant (Gazette hebdomadaire de médecine et de chirurgie, 1890.

Cahours, Quelques considérations sur l'anémie comme cause d'accidents cérébraux (thèse de Strasbourg).

Carette, Quelques considérations sur les accidents nerveux qui peuvent compliquer le mal de Bright (thèse de Paris, 1871).

Charpy, des délires aigus (th. de Paris, 1893).

Charcot, Leçon sur les maladies du rein (Progrès médical, 1864).

Chateau-Degat, de l'albuminurie latente (th. de Paris, 1885).

Cotton d'Englesqueville, du délire toxique en général et du délire urémique en particulier. Mémoires (Paris 1882).

Cuffer, Recherches cliniques et expérimentales sur les altérations du sang dans l'urémie et sur la pathogénie des accidents urémiques.

Cullene. Note sur un cas de folie urémique consécutif à un rétrécissement traumatique de l'urètre, extrait des archives de neurologie, n° 89 (Congrès de La Rochelle, 1893).

Cornil (th. agrég., Paris 1868).

Debove, (Gazette médicale des Hôpitaux, 27 février 1880).

Dieulafoy, De la folie brightique (Société de médecine des Hôpitaux du 10 juillet 1885). — Contribution à l'étude clinique et expérimentale du mal de Bright sans albuminurie (10, 11 juin et 22 octobre 1886, p. 220 et 414).

Doumergue, Contribution à l'étude des troubles auditifs dans le mal de Bright au début (th. de Paris 1881).

Feuillade, du délire au déclin des maladies infectieuses (1898-99, th. de Lyon).

Florant, de l'urémie délirante et de la folie brightique (th. de Paris 1891-92).

Fournier, de l'urémie (th. de Paris).

Gilmor (Antonia), Contribution à l'étude de la folie dans ses rapports avec la néphrite (the Journal of nervous and mental disease, nov. 1892).

Gueneau de Mussy, (Union médicale, 11 juillet 1874).

Grimseaw. A case presenting catalepsie symptome (the Dublin Journal of medecine, avril 1895).

Gubler, Art. Albuminurie du Dictionnaire des sciences médicales.

Grasset, Etude critique sur l'albumine et le mal de Bright (Montpellier médical 1875).

HAGEN, Ueber Nierenk Krankheiten Ursachen von Geisteskrankheit (Allgemeine Zeitschrift für Psychiatrie und psychischgeriehtleihe Medecin, 1882.

HENRI de la dyspnée urémique comme symptôme primitif de la néphrite latente (th. de Paris 1877).

HŒSSLIN BERDOLF, Ueber psychische erkrankungen bein chronische Nephrites (Müncner medicinische Vochenschrift, 15 octobre 1889.

JOLLY Friedrich, Ein Fall von geisteslorung mit acuten Morbus Bright, Berliner Klinische Vochenschrift (26 mai 1893).

KIDD, de l'hérédité du mal de Bright (the Practionner, août 1882).

KOPPEN, Ueber Albuminurie and Propeptonurie dei Psychosen (Archiv für Psychatrie, 1889).

LANCEREAUX, Les Troubles nerveux de l'urémie. Union médicale, Paris, 1887.

LASÈGUE, des Accidents cérébraux dans la maladie de Bright (Archives de médecine, 1852).

LECORCHÉ, Traité des maladies du rein, 1877.

LEROUX, de l'Albuminurie dans ses relations avec les affections nerveuses (th. de Paris, 1867).

LEGRAND du SAULE, Clinique de la Salpétrière (Gazette des hôpitaux, 1883).

MAYET, Accidents cérébraux, dits urémiques, Lyon 1867.

MARCUS, Francfort-sur-Mein (Berliner klinische Wochenschrift), 10 octobre 1877.

MERKLEN, (Société de médecine des hôpitaux de Paris), 1900, t. XVII.

MOHAMMED-OFF, thèse de Paris, 1870.

MONOD, de l'Encéphalopathie aiguë et des caractères qu'elle présente chez les enfants (th. de Paris, 1888).

PIBRET, des Accidents qui peuvent survenir du côté du système nerveux dans le cours de la maladie de Bright.

PETIT, Recherche anatomique et clinique sur la néphrite dothiénentérique (th. de Lyon, 1881).

PICHON, du Délire toxique (th., Bordeaux, 1896-1897).

PIERRET, Mémoire de Lyon, 1884 (Progr. méd. 1897).

RAYMOND, sur certains délires simulant la folie, survenus dans le cours des néphrites chroniques et paraissant se rattacher à l'urémie (Arch. gén. de méd , 1882).

RAYMOND, Relations de l'albuminurie avec les psychoses (Soc. de méd. des hôpitaux, 13 juin 1890).

RIBAIL, Contribution à l'étude de l'insuffisance rénale (th. de Paris, 1886).

REGIS et CHEVALIER-LAVAURE, des Auto-intoxications dans les maladies mentales (Congrès des médecins aliénistes de langue française (La Rochelle, 1893).

RAINALDI-RINALDO, Urémie hystérique, trad. de Nicouleau (Ann. médic. psych., 1893).

ROULLAND (Albert), Folie brightique (Poitou médical, août 1890).

ROQUE, Communication à la Société de médecine des hôpitaux de Lyon (février 1902).

RUSSELL, Med. and Gazett, 3 mai 1899.

SACERDOTI et D. OTTOLENGHI (Revista di pathologia e mentale 1897). Ann. medic. psych., 1900.

SADLER, Contribution à l'étude du rein sénile (th. de Nancy, 1879).

SAVAGE, Journal of mentale Science (juillet 1880).

SCHOLZ de BRÈME, Ueber Geisteskrankeiten nach Brichtscher. Nierenartung (Berliner klinische Wochenschrift, 9 octobre 1876.

TEISSIER, Albuminurie d'origine nerveuse (Gazette hebdom., 28 sept. 1877).

TROUSSEAU, Clinique.

THEAULON, des Œdèmes (th. Lyon, 1896-1897).

TUITTLE (Georges), Folies et maladies rénales (American journal of insanity, avril 1892).

VARNIER, Revue pratique d'obstétrique et d'hygiène de l'enfance (oct. et nov. 1888).

WIDAL, de la fonction du rein dans les néphrites, communic. à la Société de méd. des hôp. de Paris, 1900.

VILKS, the Journal of mentale Science, 20 juillet 1874.

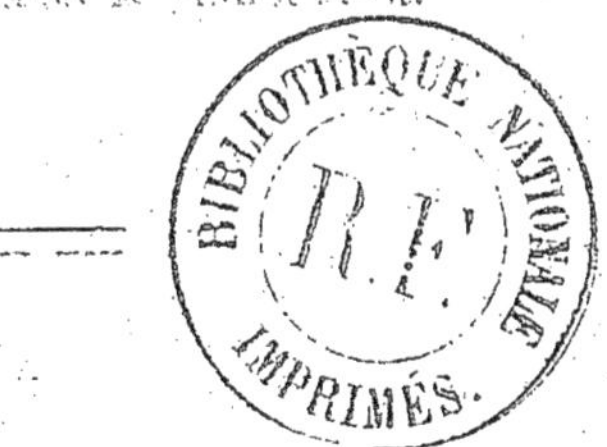

TABLE DES MATIÈRES

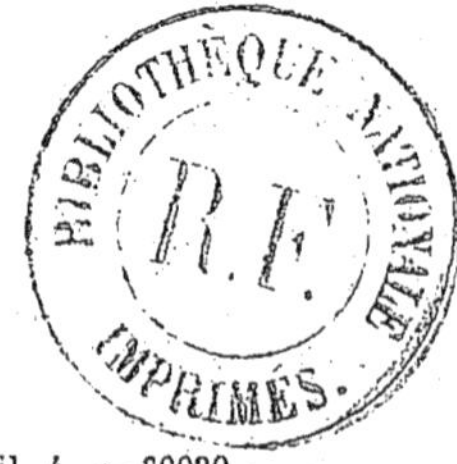

Lyon. — Imp. A. REY et Cie, rue Gentil, 4. — 20030.

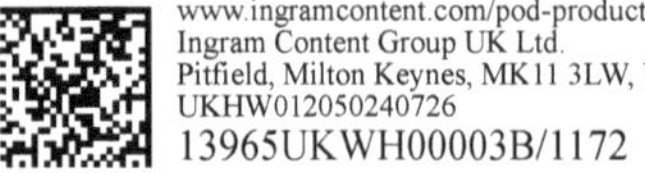
www.ingramcontent.com/pod-product-compliance
Ingram Content Group UK Ltd.
Pitfield, Milton Keynes, MK11 3LW, UK
UKHW012050240726
13965UKWH00003B/1172

9 782012 462038